Dr. Penny Stanway

ALLESKÖNNER
APFELESSIG

Bibliografische Information der Deutschen Nationalbibliothek
Die Deutsche Nationalbibliothek verzeichnet diese Publikation in der Deutschen Nationalbibliografie. Detaillierte bibliografische Daten sind im Internet über http://d-nb.de abrufbar.

Für Fragen und Anregungen
info@rivaverlag.de

Wichtige Hinweise
Dieses Buch ist für Lernzwecke gedacht. Es stellt keinen Ersatz für eine individuelle medizinische Beratung dar und sollte auch nicht als solcher benutzt werden. Wenn Sie medizinischen Rat einholen wollen, konsultieren Sie bitte einen qualifizierten Arzt. Der Verlag und die Autorin haften für keine nachteiligen Auswirkungen, die in einem direkten oder indirekten Zusammenhang mit den Informationen stehen, die in diesem Buch enthalten sind.

Ausschließlich zum Zweck der besseren Lesbarkeit wurde auf eine genderspezifische Schreibweise sowie eine Mehrfachbezeichnung verzichtet. Alle personenbezogenen Bezeichnungen sind somit geschlechtsneutral zu verstehen.

3. Auflage 2022
© 2020 by riva Verlag, ein Imprint der Münchner Verlagsgruppe GmbH
Türkenstraße 89
80799 München
Tel.: 089 651285-0
Fax: 089 652096

Die englische Originalausgabe erschien 2019 bei Nourish, ein Imprint von Watkins Media Limited, unter dem Titel *The Natural Apothecary: Apple Cider Vinegar*. © 2019 by Dr. Penny Stanway. All rights reserved.

Übersetzung: Gerrit ten Bloemendal
Redaktion: Stephanie Kaiser-Dauer
Umschlaggestaltung: Manuela Amode
Umschlagabbildung: Shutterstock.com/VasiliyBudarin, Alexander Ryabintsev, Blan-k
Satz: Ortrud Müller, Die Buchmacher – Atelier für Buchgestaltung, Köln
Druck: CPI books GmbH, Leck
Printed in Germany

ISBN Print 978-3-7423-1503-8
ISBN E-Book (PDF) 978-3-7453-1171-6
ISBN E-Book (EPUB, Mobi) 978-3-7453-1172-3

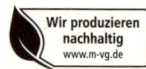

Wir produzieren
nachhaltig
www.m-vg.de

Weitere Informationen zum Verlag finden Sie unter

www.rivaverlag.de

Beachten Sie auch unsere weiteren Verlage unter www.m-vg.de

Dr. Penny Stanway

ALLESKÖNNER APFELESSIG

Die natürliche und nachhaltige Alternative zu

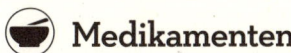 Medikamenten

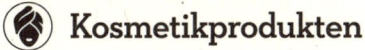 Kosmetikprodukten

Reinigungsmitteln

riva

Inhalt

Einführung

Seit Jahrtausenden verwenden Menschen Produkte aus der Natur zur Linderung und Behandlung von Schmerzen, zur Schönheitspflege und als Reinigungsmittel. Kräuter und Gewürze, Gemüse, Obst, Nüsse und Beeren (neben Sekundärprodukten wie Olivenöl und Essig) wurden zu Heil- und Hilfsmitteln verarbeitet, die über viele Generationen hinweg Anwendung fanden. Viele dieser Zutaten sind heute Bestandteile von kommerziellen Produkten, wenngleich sie oftmals mit chemischen Zutaten kombiniert werden.

Heute vertrauen wir vor allem auf Apotheken und Drogeriemärkte, die Hunderte verschiedener Produkte für unterschiedlichste Anwendungsbereiche anbieten. Wir nutzen Cremes und Salben zur Behandlung von Schmerzen, nehmen Vitaminpräparate ein und geben eine Menge Geld für Lotionen und Stärkungsmittel für Haut, Nägel und Haare aus. Und die Auswahl an Haushaltsreinigern ist enorm!

Besinnen wir uns jedoch auf die Basics und auf einen natürlichen Ansatz in Bezug auf Ernährung, Gesundheit, Schönheitspflege und Haushalt, erlangen wir wieder Kontrolle darüber, was wir unserem Körper zufügen und womit wir unseren Familien Gutes tun.

▸ Äpfel, Apfelsaft, Apfel(schaum)wein und Apfelessig haben eine lange Geschichte und sind überall auf der Welt beliebt. Alle fördern und schützen sie unsere Gesundheit und stärken unser Wohlbefinden. Darüber hinaus ist Apfelessig eine preisgünstige, effektive Haushaltshilfe.

▸ Laut Archäologen hat der Apfelbaum seinen Ursprung im Gebiet des Kaspischen und des Schwarzen Meeres, wo Menschen bereits 6500 Jahre v. Chr. Äpfel konsumierten. Von dort verbreitete sich der Apfelanbau auch nach Europa. Im 16. Jahrhundert wies der britische König Heinrich VIII. seine Obstgärtner an, sich auf die Suche nach den besten Sorten zu begeben, um in England Apfelplantagen aufzubauen. Später erreichte der Apfelanbau auch die USA, Australien, Neuseeland, Südafrika und Lateinamerika. Heute werden weltweit über 7500 Apfelsorten angebaut, und in zahlreichen Ländern der Welt sind Äpfel – ob aus heimischem Anbau oder importiert – ganzjährig erhältlich.

▸ Wann die Menschen anfingen, Apfel(schaum)wein zu trinken, ist Historikern zufolge zwar nicht eindeutig belegt, aber man weiß, dass Cider bereits im 1. Jahrhundert v. Chr. ein beliebtes Getränk in Großbritannien war. Angenommen wird, dass er im 1. Jahrhundert n. Chr. im gesamten Mittelmeerraum konsumiert wurde. Apfelessig hingegen fand laut archäologischer Forschung schon viel früher Verwendung, wie Spuren in ägyptischen Urnen aus dem 3. Jahrtausend v. Chr. belegen.

Wortursprung

Das deutsche Wort »Essig« kommt ursprünglich vom lateinischen Wort »acetum« (»acere« bedeutet »scharf, sauer sein«).

Als milde Säure, die sich relativ einfach herstellen lässt, hat Essig als Mittel zur industriellen, medizinischen und häuslichen Verwendung eine lange Geschichte. Essig ist eine Flüssigkeit, die überwiegend aus Essigsäure und Wasser besteht. Er dient als Beiz- und Korrosionsschutzmittel und ist auch als Reinigungsmittel sehr nützlich. Essig ist preisgünstig und überall erhältlich und lässt sich auch leicht selbst herstellen.

Die meisten Essige werden aus Obst oder Getreide bzw. Reis hergestellt oder aus alkoholischen Getränken wie Apfelwein, so zum Beispiel:

▶ Obstessig
▶ Balsamicoessig
▶ Zuckerrohressig

▶ Getreideessig wie Reisessig oder Malzessig
▶ Branntweinessig wie Weinessig oder Sherryessig

Seit jeher wird dem Essig eine positive gesundheitliche Wirkung zugeschrieben, und tatsächlich eignet sich Apfelessig für die Behandlung überraschend vieler Alltagsbeschwerden (siehe Seite 44–96).

Essig hat antibakterielle Eigenschaften und kann zur Körperpflege verwendet werden. Apfelessig ist so mild, dass er den natürlichen Säureschutzmantel der Haut nicht beeinträchtigt (siehe Seite 97).

Zudem erweist sich Apfelessig als nützliche Hilfe im Haushalt und hält unterschiedlichste Flächen frisch, sauber und glänzend. Und nicht zuletzt ist er sehr wirksam gegen Ungeziefer! Weitere Anwendungsmöglichkeiten für dieses umweltfreundliche und ungiftige natürliche Reinigungsmittel finden Sie auf Seite 113–124.

Bezeichnungen

Was in Großbritannien als Cider und in den USA als Hard Cider bezeichnet wird, heißt in Frankreich Cidre und im deutschen Sprachraum Apfelschaumwein, saurer Most oder Mostheuriger. Der Unterschied zum Apfelwein (in Hessen auch »Eppelwoi« in unterschiedlichen Schreibweisen) besteht darin, dass Cider nicht so lange vergoren ist und daher noch sprudelt.

1
Alles über Apfelessig

Die Herstellung von Apfelessig erfolgt mithilfe zweier einfacher Gärungsmethoden: Zuerst wird bei der Gärung von Apfelsaft der darin enthaltene Zucker in Alkohol verwandelt. Das Ergebnis heißt Apfelwein. Anschließend wird der Apfelwein vergoren, wobei der Alkohol in Essigsäure umgewandelt wird und Apfelessig entsteht. Dieser Prozess wird auch »Veressigung« genannt. Apfelessig hat eine leicht braungelbe Farbe und kann naturtrüb oder klar sein. Außerdem ist Apfelessig pasteurisiert, also frei von Mikroorganismen, oder unpasteurisiert erhältlich. Im letzteren Fall enthält der Essig eine gewisse Menge an Gärungsbakterien, »Essigmutter« genannt, die sich als wolkige Masse am Boden absetzt.

Bevor wir Apfelessig etwas genauer unter die Lupe nehmen, betrachten wir zunächst das Ausgangsprodukt: das Obst, aus dem er hergestellt wird. Wer einen Apfel isst, verzehrt nicht nur 50 Kalorien aus dem Fruchtzucker, eine kleine Menge an Ballaststoffen und etwas Vitamin C, sondern nimmt dabei auch einen regelrechten

Schatz an sonstigen gesundheitsfördernden Stoffen auf – manche sogar in Mengen, die in nur wenigen anderen Lebensmitteln zu finden sind. So sind Äpfel beispielsweise reich an Pektinen und Quercetin. Das erklärt, warum Äpfel schon seit jeher und mehr noch als jedes andere Obst mit einem verringerten Risiko für chronische Krankheiten wie Herzerkrankungen, Krebs und Diabetes in Verbindung gebracht werden. Und es erklärt auch, wieso der Verzehr von Äpfeln, Apfelsaft und Apfelessig eine solch positive Wirkung auf unsere Gesundheit und auf unser Wohlbefinden haben kann.

Apfelsaft

In manchen englischsprachigen Ländern wie in den USA oder Kanada wird Apfelsaft »Apple Cider« (Apfelcider) genannt. In diesen Ländern muss mit Wasser verdünnter oder mit Zucker gesüßter Apfelsaft als Apfeldrink oder Apfelsaftgetränk deklariert werden. Apfelsaft entsteht beim mechanischen Entsaften von Äpfeln und hat zunächst eine trübe Konsistenz. Danach findet oftmals eine weitere Behandlung statt, häufig in Form von Filtrierung und Pasteurisierung.

▸ **Filtrierung:** Hierbei werden die gröberen Bestandteile wie etwa Cellulose, Pektine oder Eiweiß aus dem Saft herausgefiltert, und es entsteht ein klarer Saft.
▸ **Pasteurisierung:** Diese verhindert, dass im Saft enthaltene Enzyme den safteigenen Zucker in Alkohol

verwandeln, und unterbindet das Wachstum von Schimmel und/oder Bakterien im Saft. Pasteurisierter Apfelsaft hat eine Haltbarkeit von etwa zwei Jahren, während unpasteurisierter Apfelsaft so schnell wie möglich getrunken werden sollte.

Je naturbelassener der Apfelsaft, desto geringer ist der Verlust an Nährstoffen und anderen wertvollen sekundären Pflanzenstoffen. Naturtrüber (unfiltrierter) Saft enthält etwas mehr Ballaststoffe als klarer (filtrierter) Saft und ist deutlich reicher an wertvollen Phenolverbindungen. So weist naturtrüber Apfelsaft eine deutlich größere Menge des Antioxidans Proanthocyanidin auf. Während naturtrüber Apfelsaft immerhin noch etwa die Hälfte der in Äpfeln vorhandenen Phenolverbindungen enthält, weist filtrierter Saft nur noch etwa ein Drittel jener Menge auf.

Apfel(schaum)wein

Apfel(schaum)wein ist ein alkoholisches Getränk, das bei der Gärung von Apfelsaft entsteht. Im Gegensatz zu Apfelschaumwein oder Apfelcider (Cidre ist die französische Bezeichnung, Cider die englische) enthält Apfelwein keine Kohlensäure. Der Alkoholgehalt von Apfelschaumwein variiert je nach Herkunftsland: Cidre doux aus Frankreich enthält 3 Volumenprozent, traditioneller englischer Cider bis zu 8,5 Volumenprozent. Auch der Geschmack wechselt, und zwar je nach verwendeten Apfelsorten. Gleiches gilt für die Farbe, die von blassgelb (»white cider«) bis goldbraun variiert. Heutzutage wird Apfel(schaum)wein teilweise aus lediglich einer einzelnen Apfelernte einer einzelnen Apfelsorte hergestellt. Der Geschmack eines solchen Weins spiegelt die Mischung an flüchtigen sekundären Pflanzenstoffen dieser speziellen Apfelsorte wider.

Im Prinzip ist zwar jede Apfelsorte geeignet, doch viele Hersteller verwenden eine Mischung, in der auch typische Apfelwein- bzw. Cidre-Sorten enthalten sind. Der Grund dafür ist, dass diese Äpfel mehr Tannine, Apfelsäure und andere natürliche Säuren enthalten als süße Tafeläpfel und dem Wein bzw. Cidre seinen charakteristischen Biss verleihen.

Cidre-Äpfel werden aufgrund ihres Geschmacks in vier Kategorien eingeteilt:

▸ **Bittersüß:** Diese Äpfel haben einen hohen Zuckergehalt und ermöglichen einen höheren Alkoholgehalt des Endprodukts. Da sie aber auch reich an Tanninen sind, hat der Wein eine leicht bittere Note.
▸ **Bitterscharf:** Solche Äpfel sind sehr reich an Tanninen und Fruchtsäuren (wie etwa Apfelsäure), was dem Wein einen relativ bitteren und scharfen Geschmack verleiht.
▸ **Süß:** Süße Äpfel enthalten viel Zucker und ermöglichen so einen höheren Alkoholgehalt des Endprodukts. Sie sind aber arm an Tanninen und Frucht-

säuren, sodass der Wein weniger bitter und scharf schmeckt.

▶ **Scharf:** Solche Äpfel enthalten sehr viel Säure, was sich im Geschmack des Weins niederschlägt. Sie enthalten zudem wenig Zucker und Tannine, sodass der Wein weniger Alkohol enthält und weniger bitter ist.

Der Nährstoffgehalt von Cidre und Apfelwein hängt vom Apfelsaft ab, aus dem er hergestellt wurde, von der Gärungsmethode und von der etwaigen Weiterverarbeitung (wie etwa Filtrierung oder Pasteurisierung). Naturtrüber Apfelwein enthält eine höhere Konzentration an Pektinen und Phenolverbindungen als klarer Wein. So weist klarer Apfelwein nur noch 1 bis 5 Prozent des Proanthocyanidingehalts der naturtrüben Variante auf. Apfelwein ist ziemlich reich an Antioxidantien: Ein halbes Glas enthält dieselbe Menge wie ein ganzes Glas Rotwein.

Zusätzlich sei angemerkt, dass Cidre und Apfelwein Gärungsprodukte enthalten, darunter bekanntermaßen Alkohol (aus dem apfeleigenen Zucker) sowie kleine Mengen an Milchsäure (aus der Apfelsäure des Apfels, die dem Endprodukt eine interessante Note verleihen kann). Apfelwein wird immer beliebter, und der Genuss wird sehr geschätzt. Dennoch wird empfohlen, sich beim Konsum nach den einschlägigen Empfehlungen für Alkohol zu richten.

Bei der Herstellung von Apfel(schaum)wein wird naturtrüber oder klarer Apfelsaft entweder einer natürlichen

Gärung unterzogen oder die Vergärung wird durch Hinzufügen von Hefe beschleunigt und so gleichzeitig kontrollierbarer gemacht. Kurz vor dem Ende der Gärung wird der Apfelwein abgeschlaucht oder abgezogen, und am Boden des Gärbehälters bleibt ein Bodensatz aus toten Hefezellen und anderen festen Bestandteilen zurück. Dies nennt man in der Fachsprache »Abstich«. Bei Cidre, also kohlensäurehaltigem Apfelwein, lässt man den Zucker vergären, eventuell unter Zugabe von weiterem Zucker.

Bekannte Marken verarbeiten ihre Produkte noch weiter. So wird der Cidre pasteurisiert – entweder durch Erhitzung auf 71 °C oder durch Behandlung mit ultraviolettem Licht –, um Bakterien und Schimmelpilze abzutöten.

Bei schwangeren Frauen, Kindern und Menschen mit schwachen Abwehrkräften wird vom Verzehr von unpasteurisiertem Apfel(schaum)wein übrigens dringend abgeraten. Die Pasteurisierung macht Apfelwein zwar genussfähiger und länger haltbar, führt aber auch zu einer leichten Geschmacksveränderung. Außerdem zerstört sie Enzyme und hemmt die Oxidation, was sich negativ auf den typischen Geschmack niederschlägt.

Dazu kommt, dass industriell hergestellter Apfel(schaum)-wein aus Apfelsaftkonzentrat produziert wird, das Lebensmittelfarbe, Süßstoffe, Konservierungsstoffe und Enzyme enthält, und filtriert wurde. Zudem wurde möglicherweise auch Stickstoff zugesetzt und CO_2 bei der

Abfüllung verwendet. Dies alles macht die Herstellung besser kontrollierbar und verlässlicher und verändert Farbe, Reinheit und Geschmack des Endprodukts so, dass dadurch eine möglichst große Zielgruppe angesprochen wird. Andere Menschen bevorzugen jedoch Aussehen und Geschmack von »natürlichem« oder »echtem« Apfelwein oder Cidre.

Apfelessig

Apfelessig ist keine reiche Nährstoffquelle. Ein Esslöffel beispielsweise enthält eine kleine Menge an Kohlenhydraten, geringe Mengen an Mineralstoffen, eine Kleinstmenge an Spurenelementen und so gut wie keine Vitamine, Ballaststoffe, Eiweiß oder Fett. Manche behaupten, Apfelessig sei eine gute Kalziumquelle, aber das stimmt nicht. Unser Tagesbedarf an Kalzium aus der Nahrung liegt bei etwa 1000 mg. Ein Esslöffel Apfelessig enthält lediglich 1 mg Kalzium, ein Esslöffel Kuhmilch 20 mg. Nun produzieren viele Menschen – darunter jede zweite Person über 60 – unzureichend Magensäure, um Kalzium und einige andere Mineralstoffe adäquat zu verwerten. Bei solchen Personen kann der Verzehr von Apfelessig zu mehr Magensäure beitragen, sodass schließlich auch die Kalziumaufnahme aus der Nahrung verbessert wird – daher das scheinbare Paradox des Apfelessigs als gute Kalziumquelle.

Apfelessig hat zahlreiche gesundheitsfördernde Eigenschaften. Die meisten davon sind auf die natürlichen Säuren wie Essig- und Apfelsäure und womöglich auch Spuren von Milchsäure zurückzuführen. Diese Säuren sind hauptsächlich dafür verantwortlich, dass Apfelessig antimykotische, antibakterielle und antivirale Eigenschaften besitzt. Apfelsäure, die Hauptsäure im Apfelsaft, wird während der alkoholischen Gärung und der Essiggärung zur milderen Milchsäure vergoren. Das Nebenprodukt dieser sogenannten malolaktischen Gärung ist ein Stoff mit einem angenehmen Geschmack, der auch den Geschmack des weißen Chardonnay-Weins prägt. Apfelessig aus dem Laden enthält meistens 5 Prozent Essigsäure.

Apfelessig trägt zur Stärkung der natürlichen Magensäure bei, erreicht den Blutkreislauf über den Darm und wird in den Zellen zur Energiegewinnung fast vollständig oxidiert. Obwohl Apfelessig Säure enthält, ist die Wirkung nach Aufnahme im Darm in der Regel leicht basisch. Einige Wissenschaftler erklären diesen Umstand wie folgt: Wenn Essig im Labor zu trockener Asche verbrannt wird, ist diese bei Messung des Säuregehalts mit einem pH-Messgerät basisch. Sie schlussfolgern daraus, dass die Oxidation der Essigsäuren in den Körperzellen der Verbrennung von Essig im Labor entspricht.

Guter Apfelessig reift langsam. Sein Geschmack wird facettenreicher, und seine Zusammensetzung wird während der Gärung und der nachträglichen Lagerung komplexer, da sich flüchtige Verbindungen wie Aldehyde, Ketone, Alkohole, Ethylacetate, Enzyme, Phenolverbindungen, Salicylate und Carbonsäuren wie etwa Essig-, Apfel-, Milch- oder Bernsteinsäure bilden.

Apfelessig gibt es auch in Form von Tabletten, in den meisten Fällen enthalten diese jedoch gar keinen Apfelessig! Stattdessen bestehen sie aus weichen natürlichen Salzen und Aromen, die den Essiggeruch lediglich vortäuschen.

Apfelessig kaufen

Den größten Nutzen verspricht die »rohe« Biovariante, die Sie in Naturkostläden, gut sortierten Supermärkten und im Internet finden. Roher Apfelessig ist unverarbeitet, nicht erhitzt und weder filtriert noch pasteurisiert. Außerdem ist er wegen der enthaltenen Essigmutter eher trüb als klar und enthält keine künstlichen Aroma- oder andere Zusatzstoffe.

Essigmutter

Die Essigmutter ist eine trübe, milchige Substanz, die sich am Boden einer Flasche mit rohem Apfelessig absetzt. Sie entsteht während der Gärung und enthält jene lebenden Bakterien und Enzyme, die den Apfelessig so gesund machen.

Apfelessig selbst herstellen

Apfelessig ist das Ergebnis eines Gärungsprozesses, bei dem Bakterien der Gattung *Acetobacter* den apfelwein-eigenen Zucker in Essigsäure verwandeln. Es ist einfacher, Apfelessig herzustellen als Apfelwein, da man lediglich eine Zutat hinzugeben muss: Hefe. Hausgemachter Apfelessig schmeckt meistens deutlich delikater und komplexer als gekaufter, und da er nicht pasteurisiert ist, verbessert sich der Geschmack sogar über die Jahre hinweg. Die meisten Hersteller verwandeln Apfelwein in nur wenigen Stunden in Apfelessig – mithilfe eines riesigen Fermenters, mit Fremdluftzufuhr und durch Zugabe von *Acetobacter*-Bakterien. Zu Hause stehen einem solche Bakterien nicht zur Verfügung. Und als Starter zur Beschleunigung der Gärung eignen sich die meisten industriell hergestellten Apfelessige ohnehin nicht, da sie pasteurisiert sind und keine *Acetobacter*-Bakterien mehr enthalten. Zwar finden wilde *Acetobacter*-Bakterien irgendwann ihren Weg in den Wein, besser ist es jedoch, die Gärung mit einem aktiven Starter (siehe »Schritt 2«, Seite 25) anzustoßen. Als Gär- und Lagerbottich für Apfelessig kommen nur Behälter aus Glas oder Edelstahl in Frage, Gefäße aus einem anderen Metall, aus Kunststoff oder glasierter Keramik sind nicht geeignet.

▶ Apfelsaft, Cidre bzw. Apfelwein und Apfelessig aus eigener Herstellung haben einen typischen Geschmack. Naturtrüber Apfelsaft und Apfelwein enthalten winzige frei schwebende Teilchen und sind dadurch reicher an Pektinen, Phenolsäuren und einigen anderen gesundheitsfördernden sekundären Pflanzenstoffen als klarer Saft oder Wein.

▶ Verwenden Sie für die Herstellung von Apfelsaft, Apfelwein oder Apfelessig immer nur Behälter aus Edelstahl oder Glas. Vermeiden Sie, dass Apfelstückchen oder Apfelmasse, Apfelsaft oder Apfelwein mit Behältern, Küchenutensilien oder Geräten in Berührung kommen, die Eisen, Kupfer oder Blei enthalten.

▶ Um zu vermeiden, dass der Saft oder Wein durch unerwünschte Mikroorganismen verdirbt, ist Hygiene unabdingbar: Reinigen Sie alle Behälter, Utensilien und Geräte immer sehr gründlich, und zwar nur mit sehr heißem Wasser – ohne Spülmittel oder Ähnliches –, und spülen Sie alles gut ab. Außerdem sollten Ihre Arbeitsfläche und Ihre Hände sehr sauber sein.

▶ Manchmal werden die Reinigung mit einer Sulfitlösung (zum Beispiel Wasser mit etwas Kaliumdisulfit) und die Verwendung einer solchen Lösung gegebenenfalls auch für die Gärung empfohlen. Allerdings ist dabei Vorsicht geboten, da viele Menschen Sulfit nicht gut vertragen. In den meisten Fällen reicht die verwendete Menge an Sulfit außerdem nicht aus, um etwas komplett zu sterilisieren – und es werden nicht alle unerwünschten Bakterien abgetötet.

Zur Herstellung von Apfelessig benötigen Sie als Ausgangsprodukt hausgemachten Apfelsaft. Dafür gilt es zu entscheiden, welche Apfelsorte Sie verwenden möchten. Denn die verwendete Sorte bestimmt schließlich den Zucker- und Säuregehalt des Apfelsafts. Tafeläpfel sind in der Regel süß, Kochäpfel eher säuerlich oder scharf. Eine Mischung aus beiden – zum Beispiel zwei Drittel süß und ein Drittel säuerlich – ermöglicht es Ihnen, die Süße bzw. Säure des Apfelsafts genau zu bestimmen. Cidre-Äpfel sind für die Herstellung von Apfelsaft nur dann geeignet, wenn Sie den Saft nicht trinken, sondern weiterverarbeiten wollen. Grundsätzlich gilt: Die Äpfel müssen sehr sauber und frei von Schorf oder Schimmel sein.

Die Wahl der richtigen Äpfel

Äpfel für Apfelsaft sollten so frisch wie möglich sein, sich fest anfühlen, glänzen und absolut makellos sein. Sie können von nur einer Sorte oder eine Mischung aus mehreren Sorten sein. Geschmackvolle Tafeläpfel ergeben einen Saft mit viel Geschmack, vor allem wenn Sie noch ein paar Kläräpfel hinzugeben, die dem Saft mit ihrem hohen Gehalt an Tanninen eine leicht bittere Note verleihen. Bittersüße oder bitterscharfe Cidre-Äpfel sind ebenfalls reich an Tanninen. Je süßer die Äpfel, umso höher ist der natürliche Alkoholgehalt des Saftes. Herbstäpfel sind in der Regel süßer als Sommeräpfel.

Schritt 1: Naturtrüben Apfelsaft herstellen

Als Faustregel gilt: 10 kg Äpfel ergeben 5 l Saft.

1. Äpfel mit kaltem Wasser waschen.
2. Äpfel entweder in kleine Stückchen (kleiner als Erbsen) schneiden oder mithilfe einer Küchenmaschine, eines Standmixers oder Maischapparats (aus dem Kellereibedarf) zermanschen. Alternativ können Sie auch einen speziellen Aufsatz für die Bohrmaschine oder (ganz vorsichtig) einen Hammer benutzen.
3. Die zermanschten Äpfel auspressen. Verwenden Sie dafür einen speziellen Entsafter (aus dem Kellereibedarf), um den Saft mithilfe von kalter Pressung zu erhalten. Frischer Apfelsaft wird innerhalb von nur wenigen Minuten braun, was frischem Apfelsaft seine typische Farbe verleiht.

Tipp: Werfen Sie die zerkleinerte Apfelmasse, auch Trester genannt, nicht einfach weg, sondern mischen Sie sie mit geschnittenen Äpfeln für einen Apfelkuchen.

Wird der Saft nicht in Kürze verzehrt, ist er im Kühlschrank noch etwa 7 bis 14 Tage haltbar, danach beginnt er zu gären. Die festen Bestandteile setzen sich am Boden der Flasche ab, und so kann es nötig sein, die Flasche erst zu schütteln, bevor man den Saft eingießt.

Die natürliche braune Färbung des Saftes, die von der Oxidation der Tannine herrührt, lässt sich vermeiden, indem Sie pro 2 l Saft sofort 1 g Vitamin-C-Pulver (Ascorbinsäure, aus dem Kellereibedarf) zugeben.

Man kann Apfelsaft auch in größeren Mengen herstellen und ihn dann entweder einfrieren, pasteurisieren (was allerdings den Vitamin-C-Gehalt negativ beeinträchtigt) oder einer chemischen Behandlung unterziehen. Mit Konservierungsstoffen vermeidet man, dass Mikroorganismen den Gärungsvorgang auslösen. Dabei entstehen jedoch Gase, die den Druck im Inneren der Flasche so stark erhöhen können, dass sie explodiert. Demnach ist Einfrieren der beste Weg, um hausgemachten Apfelsaft aufzubewahren.

Apfelsaft einfrieren

Füllen Sie den Apfelsaft in einen Lebensmittelbehälter aus Kunststoff ab, jedoch nicht bis zum Rand, da sich der Saft durch Einfrieren ausdehnt. Danach den Behälter verschließen und in die Gefriertruhe stellen. Eingefroren sind Säfte mindestens ein Jahr haltbar. Schütteln Sie den Behälter mit dem aufgetauten Saft vor dem Verzehr, da sich feste Bestandteile am Boden abgesetzt haben. Bewahren Sie den Saft nach dem Auftauen im Kühlschrank auf.

Schritt 2: Aus dem hausgemachten Saft Apfelessig herstellen

1. Stellen Sie Apfelsaft her wie oben beschrieben. Bedenken Sie dabei, dass der Essig umso stärker wird, je süßer die Äpfel sind.

2. Geben Sie eventuell etwas Brauhefe hinzu; richten Sie sich dabei nach den Angaben auf der Verpackung. Dies ist zwar nicht zwingend erforderlich, beschleunigt jedoch die alkoholische Gärung.

3. Befüllen Sie einen Lebensmittelbehälter nur zu drei Vierteln mit dem Saft, sodass die *Acetobacter*-Bakterien ausreichend Platz haben, ihre Wirkung zu entfalten. Decken Sie den Behälter mit einem Tuch ab, um Insekten fernzuhalten, und stellen Sie ihn an einen warmen, dunklen Platz. Nach einigen Tagen sollten sich Blasen bilden.

4. Führen Sie der Mischung jeden Tag etwas Sauerstoff zu, indem Sie sie kräftig durchrühren, und sorgen Sie außerdem für die richtige Temperierung von 18 bis 30 °C. Nach und nach bildet sich eine weißliche gelähnliche Schicht, die sogenannte »Essigmutter«. Diese enthält *Acetobacter*-Bakterien und auch Cellulose, welche diese Bakterien produzieren, damit sie im Schweben gehalten werden – die Bakterien brauchen viel Sauerstoff.

5. Um den Gärungsvorgang zu beschleunigen, können Sie der Mischung noch etwas unpasteurisierten Apfelessig ohne Konservierungsstoffe hinzugeben. Denn in einer saureren Umgebung gedeihen die *Acetobac-ter*-Bakterien nicht nur besser, sondern mit dem Apfelessig gelangen womöglich auch Spuren der Essig-

mutter und mit ihr weitere lebende Bakterien in die Flüssigkeit, die als Starter fungieren. Geben Sie dafür pro Liter etwa 100 ml Apfelessig hinzu.

6. Wenn Sie für den Gärungsvorgang Hefe verwendet haben, lassen Sie die Flüssigkeit vier Wochen lang ruhen, andernfalls acht Wochen. Nehmen Sie anschließend eine Kostprobe. Wenn sich die Flüssigkeit vollständig in Essig verwandelt hat, füllen Sie sie in Flaschen ab. Befüllen Sie die Flaschen bis zum Rand und verschließen Sie sie gut. Wenn Ihnen das Ergebnis noch nicht zusagt, lassen Sie den Essig noch weiter ruhen und probieren ihn wöchentlich. Es empfiehlt sich, den Essig nicht zu filtrieren. Kleine Mengen von hausgemachtem Apfelessig sollte man auch nicht pasteurisieren. Spuren der Essigmutter sind als Eintrübung oder als gelähnliche feste Bestandteile erkennbar.

2
Apfelessig und
gesunde Ernährung

Manche Alternativmediziner empfehlen, morgens ein Glas Wasser mit etwas Apfelessig zu trinken, sozusagen als tägliches Tonikum. Geben Sie dazu ein bis zwei Esslöffel Apfelessig in 250 ml Wasser. Unverdünnter Apfelessig wäre zu sauer. Die Apfelsäure im Essig soll sehr gesundheitsfördernd sein. Sie hilft unter anderem beim Abbau von Kohlenhydraten, vor allem Stärke, und lindert somit Blähungen. Da Apfelessig ein Völlegefühl erzeugt, hilft er auch gegen Heißhungerattacken. Mehr über Apfelessig und Gesundheit erfahren Sie auf Seite 44–96.

Das Sprichwort »An apple a day keeps the doctor away« (»Ein Apfel pro Tag hält den Arzt fern«) ist sehr zutreffend. Obst leistet einen unschätzbaren Beitrag zu einer guten Gesundheit. Forscher empfehlen mindestens fünf Portionen Obst und Gemüse pro Tag – zwei davon in Form von Obst und eine davon eventuell in Form von Obstsaft. Davon sind viele Menschen aber weit entfernt.

Obst ist gesundheitsfördernd und schmeckt gut, insbesondere Äpfel. Sie sind reich an Substanzen mit großem gesundheitlichem Nutzen wie etwa Flavonoiden und Pektinen. Aus einer Studie aus dem Jahr 2004 geht hervor, dass der Verzehr von Äpfeln mehr als der Verzehr von jedem anderen Obst oder Gemüse mit einem geringeren Risiko für Krebs, Diabetes oder Herzerkrankungen in Verbindung gebracht wird. Gleiches gilt übrigens auch für Asthma. Und außerdem sollen sich Äpfel positiv auf Lungenfunktion und Gewichtsverlust auswirken. Und obwohl Apfelsaft und Apfelwein nicht dieselbe Menge an gesunden Nährstoffen wie Äpfel enthalten, sind sie doch gleich wertvoll und genauso schmackhaft.

Es ist sinnvoll, Äpfel und Apfelprodukte in den täglichen Ernährungsplan aufzunehmen. Äpfel sind an sich schon genial und passen gut zu vielen anderen Lebensmitteln. Knackig frische Äpfel und Käse zum Beispiel bilden eine köstliche Kombination. Experimentieren Sie einfach ein wenig, um herauszufinden, welche Apfelsorte am besten mit welchem Käse harmoniert. Probieren Sie am Anfang zum Beispiel einen Boskop-Apfel zu einem Stück Cheddar, den nussigen, süßen Red Delicious zu einem Stück Stilton oder Dolcelatte oder den etwas herberen Granny Smith zu einem Stück Ziegenkäse.

Äpfel machen sich auch gut im Obstsalat und in Gemüsesalaten wie etwa in Weißkraut- oder Rotkrautsalat, Kartoffelsalat, Rote-Bete-Salat, Nuss-Stangensellerie-Salat oder Knollenselleriesalat. Oder wie wäre es mit langsam im Ofen getrockneten Apfelscheiben, die Sie anschließend abkühlen lassen und luftdicht verpackt aufbewahren –

eine wunderbare Ergänzung zu einem Picknick oder zum Pausenbrot. Äpfel können Suppen eine köstliche Note verleihen und sind eine gute Basis für Chutneys.

Apfelwein ist mehr als nur ein leckeres Getränk – er eignet sich auch ausgezeichnet zum Kochen. So verleiht er zum Beispiel vermischt mit Brühe oder Wasser Gulasch und Ragout, Geflügel und auch Gemüsegerichten eine herrliche, unerwartete Note. Lassen Sie Apfelwein bei geringer Hitze stark einkochen und beträufeln Sie einen Naturjoghurt mit dem intensiv schmeckenden Rest. Oder aromatisieren Sie ihn wie im folgenden Rezept auf Seite 30. Apfelwein eignet sich auch hervorragend für Sorbet, während Glühapfelwein dem herkömmlichen Glühwein in nichts nachsteht.

Den größten Nutzen bietet Apfelessig in der Küche. Verwenden Sie den aromatischen, gelbbraunen Essig immer dann, wenn in einem Rezept Malz-, Wein- oder ein anderer Essig verlangt wird. Er eignet sich zum Beispiel auch für Salatdressings und Saucen wie etwa Mayonnaise, Minzsauce, Senfsauce und südamerikanische Chimichurri.

Geben Sie mal ein paar Tropfen Apfelessig auf frittierten Fisch oder auf Pommes oder auf mit Mehl panierten und in Butter und Olivenöl ausgebackenen Heringsrogen. Und für eine Bratensauce reichen ein paar Esslöffel, die Sie beispielsweise mit dem Fleischsaft eines Lammbratens vermischen.

Apfelessig ist geradezu ideal zum Einlegen oder Marinieren von Gemüse und Obst. Außerdem ist er oft ein wichtiger Bestandteil verschiedener herzhafter Aufläufe.

Die folgenden Rezepte sind einfach und bieten eine schnelle Möglichkeit, die tägliche Ernährung mit Apfelessig zu bereichern.

Einfache Apfelessigrezepte

Die folgenden Rezepte können Ihren Speiseplan auf gesunde Weise bereichern.

Aromatisierter Apfelessig

Das Aromatisieren von Apfelessig ist leicht und eine tolle Verwendungsmöglichkeit für Obst, vor allem für Beeren, sowie für Kräuter. Versuchen Sie es mal mit Himbeeren, Brombeeren, Thymian, Rosmarin, Oregano, Pfefferkörnern, Senfkörnern, Knoblauch oder Chilis. Oder experimentieren Sie mit anderen Aromen. Aromatisierter Essig eignet sich ausgezeichnet als Salatdressing oder für Gemüse.

1. Früchte, Kräuter oder Gewürze Ihrer Wahl in ein sterilisiertes Glas geben, das Glas aber maximal bis zur Hälfte befüllen. Zutaten eventuell klein schneiden.

2. Glas bis zum Rand mit Apfelessig befüllen, verschließen und mit Datum und den verwendeten Zutaten beschriften.

3. Glas an einem kühlen, trockenen Ort aufbewahren und den Essig mindestens 2 Wochen ziehen lassen. Glas alle 2 bis 3 Tage kurz und sanft schütteln.

4. Essig durch ein Sieb in sterilisierte Glasflaschen gießen und Flaschen beschriften.

Salatdressing

Dieses Dressing macht Blattsalate, anderes rohes Gemüse und Salatzutaten ungewöhnlich verführerisch. Variieren Sie es, indem Sie Kräuter und/oder Gewürze hinzugeben.

- 180 ml Oliven-, Walnuss- oder Maisöl (oder eine Mischung aus je zwei Ölen)
- 2 EL Apfelessig
- 2 EL Dijonsenf
- 1 TL flüssiger Honig
- Frisch gemahlener schwarzer Pfeffer

Zutaten in eine Schüssel geben und mit einer Gabel gut verrühren.

Mayonnaise

Diese hausgemachte Mayonnaise ist ein echter Leckerbissen und einfach herzustellen – und zwar mit einem Standmixer. Wenn Ihnen der Geschmack von Olivenöl zu aufdringlich ist, verwenden Sie stattdessen einfach Mais- oder Sonnenblumenöl.

- ▶ 2 EL Apfelessig
- ▶ 1 Ei
- ▶ 2 TL Dijonsenf
- ▶ 1 TL flüssiger Honig
- ▶ Frisch gemahlener schwarzer Pfeffer
- ▶ 180 ml Olivenöl (oder 90 ml Olivenöl und 90 ml Walnussöl)
- ▶ 2 TL frisch abgekochtes Wasser (optional)

Essig, Ei, Senf, Honig und Pfeffer in den Behälter des Standmixers geben und einige Sekunden auf höchster Stufe glatt rühren. Danach auf niedrigerer Stufe weiterrühren und währenddessen langsam das Öl hinzugießen.

Eingelegte Zwiebeln

- ▸ 70 g Salz
- ▸ 325 g Schalotten oder kleine Zwiebeln, geschält
- ▸ 355 ml Apfelessig
- ▸ 1 TL Senfkörner
- ▸ ½ TL frisch gemahlener schwarzer Pfeffer
- ▸ 1 Lorbeerblatt

1. Salz mit 500 ml Wasser in einen großen Topf geben und bei mittlerer Hitze zum Kochen bringen. Den Topf erst vom Herd nehmen, wenn sich das Salz vollständig aufgelöst hat.
2. Abgezogene Zwiebeln hineingeben und über Nacht im gesalzenen Wasser stehen lassen.
3. Am nächsten Tag Essig, Senfkörner, Pfefferkörner und Lorbeerblatt zusammen in einen Topf geben und bei mittlerer Hitze erhitzen. Die Mischung darf leicht köcheln, jedoch nicht kochen. Den Topf vom Herd nehmen und Inhalt abkühlen lassen.
4. Zwiebeln abgießen, mit kaltem Wasser abspülen und mit Küchenpapier trocken tupfen.
5. Zwiebeln in ein sterilisiertes Glas geben; sie dürfen dicht an dicht im Glas liegen. Den abgekühlten Essig inklusive der Gewürze dazugeben, bis die Zwiebeln vollständig bedeckt sind.
6. Glas verschließen und mindestens 4 Wochen an einem kühlen, trockenen Ort ruhen lassen. Glas nach dem Öffnen im Kühlschrank aufbewahren.

Knochenbrühe

Diese Brühe aus Hühner-, Schweine-, Rinder- oder Lammknochen oder auch aus Fischkarkassen ist sehr reich an Kalzium. Grund dafür ist, dass der Apfelessig den Knochen Kalzium entzieht. Verwenden Sie die Brühe als Suppengrundlage, für Fleischgerichte oder für andere Gerichte, die Brühe benötigen.

- Gekochte Hühnerkarkasse, andere Fleischknochen oder Fischkarkassen
- 2 Karotten
- 2 Zwiebeln
- 2 Knoblauchzehen
- 180 ml Apfelessig
- 1 TL getrocknete gemischte Kräuter
- Frisch gemahlener schwarzer Pfeffer
- ½ TL Salz

1. Karotten schälen und in dünne Scheiben schneiden. Zwiebeln und Knoblauchzehen abziehen und fein hacken.
2. Alle Zutaten in einen großen Topf geben und so viel Wasser dazugeben, bis alles damit bedeckt ist. Zum Kochen bringen, Deckel aufsetzen, Hitze reduzieren und eine Stunde köcheln lassen. Wenn nötig, noch etwas Wasser hinzugeben.
3. Brühe durch ein Sieb in eine Schüssel gießen, sofort verwenden oder abkühlen lassen und zur späteren Verwendung einfrieren.

Eingelegte Gurken

Eingelegte Gurken schmecken toll zu herzhaften kalten Gerichten, als Snacks zwischendurch, zum gemeinsamen Essen oder als Fingerfood bei Partys.

- ▸ 900 g Salatgurke
- ▸ 450 g Zwiebeln
- ▸ 2 TL Salz
- ▸ 450 ml Apfelessig
- ▸ 350 g brauner Zucker
- ▸ ½ TL Kurkuma
- ▸ ½ TL Nelkenpulver
- ▸ 4 TL Senfkörner
- ▸ 4 TL Selleriesamen (optional, aber lohnenswert)

1. Gurke waschen, schälen und in Scheiben schneiden. Zwiebeln abziehen und in feine Ringe schneiden.
2. Einige Weck- oder Marmeladengläser mit Schraubverschluss sterilisieren, indem Sie sie mit kochend heißem Wasser ausspülen.
3. Gurkenscheiben, Zwiebelscheiben und Salz in eine Schüssel geben, alles gut vermischen und 3 Stunden ziehen lassen. In ein Sieb geben, mit kaltem Wasser abspülen und abtropfen lassen.
4. Gurken- und Zwiebelscheiben in einen großen Topf geben, Apfelessig hinzugeben und alles zum Kochen bringen. Hitze reduzieren und 20 Minuten köcheln lassen. Zucker, Kurkuma, Nelkenpulver, Senfkörner und Selleriesamen hinzugeben und so lange rühren,

bis sich der Zucker vollständig aufgelöst hat. Dann zum Kochen bringen, Hitze reduzieren und weitere 2 Minuten köcheln lassen.

5. Gurken- und Zwiebelscheiben mit einem Schaumlöffel in die warmen Weckgläser geben. Den restlichen Sirup im Topf weitere 15 Minuten köcheln lassen und anschließend auf die Gläser verteilen. Gläser gut verschließen.

Rote-Bete-Meerrettich-Relish

Dieser farbenfrohe Begleiter zu Fisch, Fleisch oder Käse stammt aus Osteuropa und Russland. Einmal probiert, wird man ihn ziemlich sicher nicht mehr missen wollen.

- ▻ 500 g rohe Rote Bete
- ▻ 2 EL Tafelmeerrettich aus dem Glas
- ▻ 1 TL körniger Senf
- ▻ 60 ml Apfelessig
- ▻ 1 TL Zucker
- ▻ Frisch gemahlener schwarzer Pfeffer

1. Rote Bete mit Schale 30 Minuten kochen oder so lange, bis sie weich ist (Messertest). Abkühlen lassen, Schale entfernen und Rote Bete reiben.
2. Tafelmeerrettich, Senf, Apfelessig, Zucker und Pfeffer mit der geriebenen Bete vermischen.

Marinierte Birnen

Diese sauersüßen Birnen sind ein echter Leckerbissen zu
kaltem Fleisch, Würstchen oder Käse.

- ▶ 1 kg harte Birnen
- ▶ Wasser
- ▶ Zucker
- ▶ 550 ml Apfelessig
- ▶ 550 ml Wasser
- ▶ 450 g Zucker
- ▶ 1 Knoblauchzehe
- ▶ 1 Prise Zimt
- ▶ 1 Lorbeerblatt
- ▶ 1 TL Pfefferkörner
- ▶ 1 Prise Salz

1. Einige Weck- oder Marmeladengläser mit Drehver-
   schluss sterilisieren, indem Sie sie mit kochend heißem Wasser ausspülen. Birnen schälen, das Kernge-
   häuse entfernen und die Birnen vierteln.
2. Geviertelte Birnen in einen Topf geben und so viel
   Wasser aufgießen, bis die Birnen damit bedeckt sind.
   Zum Kochen bringen, Hitze reduzieren und 15 Minuten köcheln lassen, bis die Birnen weich, aber noch
   bissfest sind. Birnen abseihen und mit kaltem Wasser
   abspülen.
3. Essig mit 275 ml Wasser, Zucker, der Knoblauchzehe,
   Zimt, Lorbeerblatt, Pfefferkörnern und Salz in einen
   Topf geben, zum Kochen bringen, Hitze reduzieren

und 5 Minuten köcheln lassen. Die Birnen vorsichtig hinzugeben, alles erneut zum Kochen bringen und abkühlen lassen. Die Birnen in die sterilisierten Gläser geben, die Flüssigkeit aus dem Topf hinzugeben und die Gläser gut verschließen.

Kochtipps

Bohnen

Blähungen nach dem Verzehr von getrockneten Bohnen gehören der Vergangenheit an, wenn Sie beim Einweichen 1 EL Apfelessig ins Wasser geben.

Käse

Käse trocknet nie mehr aus, wenn Sie ihn in einem mit Apfelessig durchtränkten dünnen Baumwolltuch (Käsetuch) aufbewahren.

Eier

▸ Pochieren: Geben Sie 2 TL Apfelessig ins Kochwasser, damit das Eiweiß seine Form behält.

▸ Hart kochen: Geben Sie 1–2 EL Apfelessig ins Wasser, damit die Eier sich besser pellen lassen.

▸ Kochen: Geben Sie 2 EL Apfelessig ins Wasser, um zu verhindern, dass die Eierschale platzt.

Gelee oder in Aspik eingelegte herzhafte Gerichte

Geben Sie 1 TL Apfelessig in die noch warme Flüssigkeit, damit die Gelatine schneller steif wird.

Fleisch und Fisch

Geben Sie beim Marinieren, Schmoren, Pochieren oder
Kochen von Fisch oder Fleisch zur jeweiligen Flüssig-
keitsmenge jeweils noch die Hälfte der Menge an Ap-
felessig zu (das heißt, das Verhältnis von Flüssigkeit zu
Apfelessig sollte 2:1 betragen). Dies sorgt dafür, dass das
Fleisch bzw. der Fisch zart bleibt. Außerdem entzieht der
Essig etwaigen Fleischknochen oder Fischgräten wert-
volles Kalzium.

Baiser

Geben Sie 1 TL Apfelessig zum Eiweiß von Eiern und lassen Sie die Mischung vor dem Aufschlagen 30 Sekunden
stehen. Dies verbessert die Festigkeit des Eischnees und
macht ihn noch weißer.

Pfannkuchen

Sie backen Pfannkuchen gerne mit Buttermilch, haben
gerade keine zur Hand? Fügen Sie einfach pro 250 ml
Milch 1 EL Apfelessig hinzu und lassen Sie das Gemisch
vor Verwendung 5 Minuten ruhen.

Teig für Gebäck

Geben Sie statt Wasser etwas Apfelessig oder jeweils zur
Hälfte Wasser und Apfelessig zur Mehl-Butter-Mischung,
und der Teig wird noch aromatischer.

Reis oder Nudeln

Geben Sie 1 TL Apfelessig ins Kochwasser, und Reis bzw.
Nudeln kleben deutlich weniger.

Blattsalate, Gemüse und Obst

Waschen Sie Gemüse und Obst mit einer Apfelessiglösung, um etwaige Pestizidrückstände und schädliche Bakterien zu entfernen. Verwenden Sie dazu folgendes Verhältnis: 1 Teil Apfelessig und 9 Teile Wasser. Legen Sie das Gemüse oder Obst 5 Minuten in die Lösung und spülen Sie es danach gründlich ab.

Suppen, Bratensauce oder herzhafte Sauce

Geben Sie 2 EL Apfelessig hinzu, um den Geschmack zu verbessern.

Brühe von Hühner- oder anderen Knochen

Geben Sie 1 EL Apfelessig ins Kochwasser, um den Knochen Kalzium zu entziehen.

Gemüse

Geben Sie während des Kochens oder Dünstens von Gemüse einen Schuss Apfelessig ins Wasser, damit die Farbe des Gemüses erhalten bleibt.

3

Natürliche Gesundheitsmittel

Die ersten Texte, die von den heilenden Eigenschaften von Apfelessig berichten, sind einige Jahrtausende alt. 400 v. Chr. verwendete der griechische Arzt Hippokrates Apfelessig als Antibiotikum und auch als Mittel für die allgemeine Gesundheit. Samurai verwendeten ein Apfelessigtonikum als Stärkungsmittel, und im Amerikanischen Bürgerkrieg diente eine Apfelessiglösung zur Linderung von Magenbeschwerden und zur Behandlung von Lungenentzündungen und Skorbut, im Ersten Weltkrieg wurde Apfelessig zur Wundbehandlung eingesetzt.

Apfelessig wird manchmal auch als »Superfood« bezeichnet. Unter Superfood verstehen wir Nahrungsmittel mit einer hohen Nährstoffdichte, die sich aus diesem Grund am besten dazu eignen, unsere Ernährung als Teil eines gesunden Lebensstils zu bereichern. Früchte wie Heidelbeeren oder Kiwi, Nüsse und Saaten, Bohnen und Vollkorn, Blattgemüse und Fettfisch wie etwa Makrele zählen zu den Superfoods, die in unserer Ernährung nicht fehlen sollten, wobei Superfood-Listen oftmals sehr subjektiv sind.

Es gibt diverse aromatisierte Essigmischgetränke auf dem Markt, die oft als Detox-Produkte verkauft werden und neben Apfelessig andere Superfoods wie Granatapfel, Goji-Beeren oder Acai enthalten. Wenn Ihnen der Geschmack von Essig in einfachem Trinkwasser zu aufdringlich ist, ist ein solches Mischgetränk womöglich etwas für Sie. Allerdings sollte man bedenken, dass solche Getränke häufig sehr zuckerhaltig sind, wie sich mit einem kurzen Blick auf das Etikett feststellen lässt.

Die Liste der Erkrankungen in diesem Kapitel zeigt, wie und weshalb Apfelessig helfen kann. Dabei sollte man nicht vergessen, dass sich Alltagsbeschwerden oftmals auch mit einer ausgewogenen Ernährung (die auch einige Superfoods umfasst), viel Trinken, regelmäßiger Bewegung, Tageslicht, Stressvermeidung, mäßigem Alkoholkonsum und Nichtrauchen verhindern lassen.

Wichtige Hinweise vorab

▸ Die genannten Vorgehensweisen ersetzen nicht eine medizinische Diagnose und Behandlung.

▸ Wer allergisch auf Apfelessig, Äpfel oder darin enthaltene Stoffe wie Pektine reagiert, sollte auf den Verzehr verzichten.

▸ Die in Apfelessig enthaltene Säure kann den Zahnschmelz vorübergehend angreifen und somit anfälliger machen. Deshalb sollte man Essig nur verdünnt und mit einem Strohhalm trinken und den Mund anschließend gut mit Wasser ausspülen. Und putzen Sie sich die Zähne niemals direkt nach dem Trinken von Apfelessig.

▸ Große Mengen von unverdünntem Apfelessig oder Apfelessigtabletten können die Speiseröhre und andere Teile des Verdauungstraktes schädigen.

▸ Apfelessigtabletten können im Hals oder in der Speiseröhre stecken bleiben, also spülen Sie sie gut hinunter.

▸ Der dauerhafte Verzehr von Apfelessig kann theoretisch eine Störung des Kaliumhaushalts auslösen, was wiederum zu einer Überempfindlichkeit auf bestimmte Medikamente wie etwa Digoxin, Insulin, Abführmittel und bestimmte Diuretika führen kann.

▸ Der Verzehr von Apfelessig beeinträchtigt den Zucker- und Insulinspiegel und kann bei gleichzeitiger Einnahme von Diabetesmedikamenten eine additive Wirkung (gegenseitige Verstärkung) auslösen.

▸ Der Verzehr von Apfelessig kann eine blutdrucksenkende Wirkung haben, was bei gleichzeitiger Einnahme von blutdrucksenkenden Medikamenten eine additive Wirkung (gegenseitige Verstärkung) auslösen kann.

Haut und Haare

Apfelessig ist ein wirksames Hausmittel bei zahlreichen Beschwerden der Haut und der Haare.

Akne

Eine der Ursachen von Akne ist die Überproduktion von Talg infolge einer Überempfindlichkeit der Talgdrüsen für Testosteron. Auch Veränderungen im Talg und ungewöhnlich klebrige Haarfollikelzellen können Akne auslösen. Zu den weiteren Auslösern zählen prämenstrueller Östrogenmangel, hohe Luftfeuchtigkeit, Stress, gewisse Medikamente wie etwa die Minipille sowie das polyzystische Ovarialsyndrom. Ein Rückgang des natürlichen Säureschutzmantels der Haut kann die Bildung von Mitessern fördern.

Manche Menschen haben bei Akne positive Erfahrungen mit Apfelessig gemacht. Das könnte daran liegen, dass Apfelessig Bakterien abtötet, den Säuregrad der Haut verbessert, die Produktion von Hautfett reduziert und Entzündungen bekämpft.

Regelmäßige Anwendung
1 Teil Apfelessig mit 4 Teilen Wasser mischen. Die Lösung dreimal am Tag mit Watte auftragen, einwirken lassen und nach 10 Minuten abwaschen.

Ekzeme

Waschungen mit Apfelessig sind seit jeher ein Mittel gegen Ekzeme. Ein Ekzem ist eine Entzündung, die den hauteigenen pH-Wert über den Normbereich von 4,2 bis 5,6 ansteigen lässt. Eine Säure mit einem pH-Wert innerhalb dieses Normbereichs schützt die von einem Ekzem befallene Haut vor Infektionen, indem sie die Ausbreitung potenziell schädlicher Bakterien und Pilze bremst. Apfelessiglösungen zum Waschen der Haut haben in etwa den gleichen pH-Wert wie die Haut selbst.

Regelmäßige Anwendung
Befeuchten Sie die angegriffene Hautstelle zweimal täglich mit einer Mischung aus 1 Teil Apfelessig und 1 Teil Wasser. Meiden Sie verletzte Hautstellen, da das Apfelessigwasser stark brennen kann.

Fußgeruch

Fußbäder in einer Apfelessiglösung können unangenehmen Fußgeruch für einige Stunden lindern.

Schnelle Hilfe
Baden Sie Ihre Füße in einer Schüssel mit möglichst warmem Wasser und 250 ml Apfelessig.

Hitzeausschlag

Apfelessig kann den Juckreiz bei Hitzeausschlag (Hitze-pickeln) lindern.

Schnelle Hilfe
Geben Sie 1 EL Apfelessig in ein Glas Wasser und tragen Sie diese Lösung auf die Haut auf.

Hühneraugen und Schwielen

Diese werden in der Regel durch schlecht sitzende Schuhe verursacht. Ein Fußbad in einer Apfelessiglösung kann dazu beitragen, sie aufzuweichen und ihre Abheilung zu beschleunigen.

Regelmäßige Anwendung
250 ml Apfelessig in eine große Schüssel mit warmem Wasser geben und die Füße darin 10 Minuten baden. Anschließend die weiche Haut auf der Oberfläche des Hühnerauges abrubbeln. Anwendung täglich wiederholen.

Juckreiz

Das Auftragen von Apfelessig kann Juckreiz lindern.

Schnelle Hilfe

▶ Geben Sie 250 ml Apfelessig in eine mit lauwarmem Wasser gefüllte Badewanne und nehmen Sie ein Bad.

▶ Tragen Sie Apfelessig pur auf die juckende Haut auf. Meiden Sie dabei aber die Augen und andere empfindliche Stellen.

Warzen

Es gibt zahlreiche Berichte über die heilende Wirkung von Apfelessig bei Warzen. Manche Podologen verwenden für die Behandlung von Warzen eine noch wirksamere Variante der Essigsäure: Dichloressigsäure.

Regelmäßige Anwendung

Tränken Sie einen Wattebausch mit Apfelessig und legen Sie ihn auf die Warze, befestigen Sie ihn mit Heftpflaster und belassen Sie ihn über Nacht dort. Wiederholen Sie den Vorgang jede Nacht über einen Zeitraum von zwei Wochen.

Schuppen

Kopfschuppen werden oft mit dem Pilz *Malassezia furfur* in Verbindung gebracht. Apfelessig ist ein beliebtes Hausmittel dagegen.

Anti-Schuppen-Mittel

- ► 250 ml Apfelessig
- ► 250 ml warmes Wasser

1. Apfelessig und Wasser in einer Schüssel mischen.
2. Lösung auf den Kopf auftragen und mit den Fingern einmassieren.
3. Haar anschließend in ein sauberes Handtuch schlagen, die Lösung eine Stunde lang einwirken lassen und dann das Haar wie gewohnt mit Shampoo waschen.

Tragen Sie alternativ Apfelessig pur auf die Kopfhaut auf, bedecken Sie den Kopf mit einem sauberen Handtuch und lassen Sie den Essig eine Stunde einwirken. Wiederholen Sie den Vorgang ein- bis zweimal wöchentlich.

Altersbedingte Beschwerden

Apfelessig kann helfen, zahlreiche altersbedingte Beschwerden zu lindern.

Altern

Die Forschung sucht bereits seit Langem nach Lebensstilmaßnahmen, die unser Leben verlängern können und altersbedingten Gesundheitsproblemen wie etwa Arthritis, Herzerkrankungen, Diabetes, Krebs, Osteoporose sowie

Alzheimer vorbeugen. Bestimmte Bevölkerungsgruppen mit besonders hoher Lebenserwartung finden sich unter anderem in Georgien, Pakistan (der Stamm der Hunzukuc), Ecuador, China, Tibet sowie Peru. Gemeinsam haben alle, dass sie in Höhenlagen leben und Gebirgswasser trinken, das reich an alkalischen Salzen wie Kalzium ist, die dem Körper dabei helfen, seinen natürlichen pH-Wert aufrechtzuerhalten, ohne den Knochen Kalzium zu entziehen.

Äpfel, Apfelsaft und Apfelessig haben eine basische Wirkung auf den Körper und helfen ebenfalls, die gespeicherten Kalziumreserven zu schonen.

Ein zweites übereinstimmendes Merkmal ist, dass bei diesen Gruppen fermentiertes Gemüse, Obst, Milch, Getreide, Fleisch oder Fisch auf dem Speiseplan stehen. Unklar ist bisher, was diese Lebensmittel so wertvoll macht – die Fermentierung der Kohlenhydrate in diesen Nahrungsmitteln, die enthaltenen Bakterien oder die Gärungssäuren (wie Milch- oder Essigsäure). Was auch immer der Grund sein mag: Auch Apfelessig (vergorener Apfelsaft) hat in der Volksmedizin schon immer den Ruf, vor altersbedingten Erkrankungen zu schützen. Sicher ist, dass der Verzehr von Apfelessig vor einer Mahlzeit einem Anstieg des Blutzuckerspiegels vorbeugt (siehe Seite 85, »Diabetes«). Außerdem hilft Apfelessig Menschen mit altersbedingtem Magensäuremangel – wovon in der westlichen Welt jede zweite Person über 60 betroffen ist – insofern, als er die Aufnahme von zahlreichen

Nährstoffen wie etwa von Eiweiß, Kohlenhydraten, Fetten, Vitamin A, B, C und E, Kalzium, Eisen, Magnesium, Zink, Kupfer, Chrom, Selen, Mangan, Vanadium, Molybdän und Kobalt verbessert.

US-amerikanische Forscher haben festgestellt, dass ein Mineralstoff- und Vitaminmangel den altersbedingten Verlust von Mitochondrien, den Kraftwerken der Zellen, beschleunigen kann. Dabei spielt vor allem der Mangel an Eisen, Zink, Biotin, Pantothensäure, Magnesium und Mangan eine wichtige Rolle.

Da Äpfel reich an entzündungshemmenden Antioxidantien und aspirinähnlichen Salicylaten sind, kann ihr Verzehr entzündliche Prozesse reduzieren, die mit Herzerkrankungen, Arthritis und Alzheimer in Verbindung gebracht werden. Dabei ist der Gehalt dieser Stoffe in ungeschälten Äpfeln höher als in geschälten und in beiden höher als in Apfelsaft.

Des Weiteren werden Äpfel mit einem niedrigeren Risiko für Krebs, Schlaganfälle und Diabetes Typ 2 in Verbindung gebracht.

Und schließlich binden die Pektine in den Äpfeln potenziell giftige Schwermetalle wie etwa Aluminium und Blei im Darm und fördern deren Ausscheidung. In Russland wird Pektin oftmals von Ärzten verschrieben, um den Körper von Schwermetallen zu entgiften. Solche Schwermetalle können zur Bildung schädlicher »Querverbindungen« zwischen Gehirn und anderen Zellen führen. Deshalb können Äpfel oder die daraus gewonnenen Produkte auch aufgrund der bindenden Wirkung von Pektinen vor frühzeitiger Degeneration und Alterung schützen.

Heilung von innen

Essen Sie jeden Tag einen Apfel – vieles deutet darauf hin, dass Sie sich damit viel Gutes tun. Und bereichern Sie Ihre Mahlzeiten durch Apfelessig oder trinken Sie zwei- bis dreimal täglich ein Glas Wasser mit 2 TL Apfelessig.

Alzheimerkrankheit

Alzheimer ist das Ergebnis eines Absterbens von Nervenzellen und wird mit Amyloid-Plaque (Eiweißablagerungen) und Neurofibrillenbündeln in Verbindung gebracht. Zwar sind die Ursachen noch immer nicht ganz geklärt, doch die Krankheit scheint erblich zu sein, und die Erkrankungswahrscheinlichkeit steigt mit dem Alter.

Es ist möglich, wenn bisher auch nicht erwiesen, dass der Verzehr von Äpfeln hilft, die Entwicklung der Krankheit zu verzögern. Grund dafür ist, dass Alzheimerpatienten oftmals eine erhöhte Homocysteinkonzentration im Blut und gleichzeitig zu wenig Vitamin B im Körper haben, das die Konzentration von Homocystein stabil halten soll. Äpfel enthalten kleine Mengen an Folsäure und Vitamin B6, dem wirksamsten B-Vitamin.

Diverse Studien geben Anlass zur Annahme, dass eine geringe Tagesdosis Aspirin oder eines anderen nichtsteroidalen Antirheumatikums gegen Alzheimer vorbeugt. Da dies jedoch noch nicht ausreichend belegt ist, sind Ärzte weiterhin zurückhaltend, die Einnahme solcher Medikamente über einen längeren Zeitraum zu empfehlen. Außerdem können diese Mittel zu Magenblutungen führen. Ungeschälte Äpfel, Apfelsaft, Apfelwein und Apfelessig aus ungeschälten Äpfeln sind gute Salicylatquellen mit ähnlichen Eigenschaften wie Aspirin.

Arthritis

Entzündliche Prozesse im Körper gehen oft mit Arthritis einher. Während manche Menschen davon überzeugt sind, dass ihnen Apfelessig gegen ihre Arthritis hilft, sagen andere genau das Gegenteil. Dass Menschen unterschiedlich reagieren, ist gut möglich, und solange ein eindeutiger wissenschaftlicher Beleg für die Wirksamkeit von Apfelessig in dieser Hinsicht fehlt, bleibt der Zusammenhang umstritten.

Äpfel sind reich an Antioxidantien wie etwa dem sekundären Pflanzenstoff Proanthocyanidin, Beta-Carotin, Vitamin C und Selen sowie an aspirinähnlichen Salicylaten. Deshalb kann der Verzehr von Äpfeln eine hemmende Wirkung auf entzündliche Prozesse im Körper haben, die oft mit Arthritis einhergehen.

Heilung von innen

Sie möchten wissen, ob Apfelessig Ihnen helfen kann? Verwenden Sie ihn in Salatdressings, Suppen oder anderen Gerichten oder trinken Sie dreimal täglich zu den Mahlzeiten ein Glas Wasser mit 2 TL Apfelessig.

Regelmäßige Anwendung

Als Hausmittel gegen Arthritis an Händen oder Füßen ist folgende Anwendung bekannt: Baden Sie die Hände oder Füße dreimal täglich in einer Lösung aus 250 ml Apfelessig und 750 ml möglichst warmem Wasser.

Gedächtnisschwund

Manche Menschen berichten, dass ihnen Apfelessig hilft, ihr Gedächtnis zu stärken.

Heilung von innen

Es gibt einige wenige erste Hinweise darauf, dass Äpfel, Apfelsaft und Apfelessig das Gedächtnis verbessern oder Gedächtnisschwund verlangsamen können. Sicherlich macht man nichts falsch, wenn man sie in die Ernährung integriert.

Grauer Star

Diese Eintrübung der Augenlinse trifft vor allem Menschen über 65. Der Verzehr von Äpfeln kann den Ausbruch von grauem Star hemmen, da er vor potenziellen Auslösern wie etwa Diabetes, Bluthochdruck, Infektionen und Sonnenlicht schützt. Zu den augenfreundlichen Nährstoffen, die in Äpfeln enthalten sind, zählen Vitamin B2 und C, Flavonoide und Salicylate.

Als Hausmittel ohne wissenschaftlichen Wirkungsnachweis wird Apfelessig auch zur Vorbeugung des Voranschreitens beim grauen Star eingesetzt.

Heilung von innen
Verwenden Sie Apfelessig in Gerichten oder trinken Sie 6 Monate lang dreimal täglich ein Glas Wasser mit 2 TL Apfelessig.

Osteoporose

Ein von Osteoporose angegriffener Knochen ist anfällig für Brüche und bildet weniger Zellen als zerstört werden. Zu den Risikofaktoren für Osteoporose zählen neben dem Alter auch zu viel oder zu wenig Bewegung, Rauchen, zu wenig helles Tageslicht, zu wenig knochenstärkende Nährstoffe wie etwa Kalzium, Magnesium, Zink, Vitamin C, D und K und pflanzliche Hormone, eine frühe Menopause, Magersucht und zahlreiche Medikamente und Erkrankungen wie etwa Darmkrankheiten und Schilddrüsenstörungen. Immer öfter zeigt die Forschung, dass dabei entzündliche Prozesse im Körper und Oxidation eine Rolle zu spielen scheinen.

Der Verzehr von Äpfeln kann helfen, vor Osteoporose zu schützen bzw. die Entwicklung der Krankheit zu hemmen. Grund sind die enthaltenen Antioxidantien wie etwa Flavonoide, die entzündliche Prozesse und Oxidation bekämpfen. Überdies enthalten Äpfel das Spurenelement Bor, das Forschern zufolge möglicherweise den Östrogenspiegel erhöht und den Verlust an knochenstärkenden Salzen über den Urin hemmt. Ein anderer Stoff, allerdings in kleineren Mengen enthalten, ist das Phytoöstrogen Genistein. So hat sich gezeigt, dass der Verlust an Knochendichte in der Menopause bei Frauen, die größere Mengen an Phytoöstrogen (über pflanzliche Nahrung) aufnehmen, deutlich geringer ist. Wenngleich Äpfel nur kleine Mengen Phytoöstrogen enthalten, können sie durchaus eine Rolle in einer gesunden Ernährung spielen. Apfelpektin ist ebenfalls ein wertvoller Stoff, da gute Bakterien ihn beim Abbau in kurzkettige Fettsäuren verwandeln. Dadurch wird das saure Klima im Dickdarm erhöht, was sich wiederum positiv auf die Aufnahme von Mineralstoffen wie Kalzium und Magnesium auswirkt.

Auch hier kann der Verzehr von Apfelessig eine positive Wirkung haben. Denn er löst Kalzium aus der Nahrung oder aus Nahrungsmittelsupplementen, sodass dieses besser vom Blut aufgenommen wird. Außerdem hilft Apfelessig, einen etwaigen Magensäuremangel, welcher die Aufnahme von Kalzium und anderen Nährstoffen hemmt, auszugleichen. Darüber hinaus hat die Verdauung und Verstoffwechslung von Apfelessig, trotz dessen säuerlichen Charakters, eine basische Wirkung auf den Körper.

Heilung von innen

Es lohnt sich, Äpfel und Apfelessig zum Schutz vor oder als Mittel gegen Osteoporose in die tägliche Ernährung einzubauen.

Mittel gegen Altersflecken

Die gängigsten Hautverfärbungen sind Pigmentflecken, die infolge des normalen Alterns in Kombination mit dem sogenannten Photoageing (beschleunigter Alterungsprozess durch Sonnenexposition) zutage treten.

Eine Behandlung mit Apfelessig – vor allem wenn vermischt mit Zwiebelsaft – kann helfen, die braunen Flecken aufzuhellen.

- ▶ 1 Zwiebel
- ▶ 2 TL Apfelessig

1. Zwiebel schälen und würfeln. Dann in ein dünnes Baumwolltuch (Käsetuch) geben und über einer Schüssel den Saft aus den Würfeln pressen.
2. Apfelessig mit 1 TL Zwiebelsaft vermischen und die Mischung zweimal täglich auf die Flecken auftragen. Nach etwa 6 Wochen können sich Aufhellungen zeigen.

Verdauung, Ernährung und gute Gesundheit

Apfelessig kann helfen, zahlreiche ernährungs- und ver-dauungsbedingte Beschwerden zu lindern.

Anämie (Blutarmut)

Eine Anämie infolge von Eisenmangel kann mit einem Magensäuremangel zusammenhängen, von dem ab 60 Jahren jeder Zweite betroffen ist. Anämie kann aber auch durch Stress oder die dauerhafte Einnahme eines Säureblockers ausgelöst werden. Durch den Mangel an Magensäure wird nicht nur die Aufnahme von Eisen aus der Nahrung blockiert, sondern es kann auch zu einem Vitamin-B12-Mangel kommen, der ebenfalls eine Anä-mie nach sich ziehen kann.

Der Verzehr von Äpfeln empfiehlt sich vor allem dann, wenn die Anämie von einem Eisenmangel herrührt. Darm-bakterien wandeln das Apfelpektin in kurzkettige Fettsäu-ren um, was die Eisenaufnahme verbessert.

Heilung von innen

Wenn Sie unter einer Anämie infolge eines Eisen- oder Vitamin-B12-Mangels leiden, trinken Sie vor jeder Mahl-zeit ein Glas Wasser mit 2 TL Apfelessig, um die Aufnah-me von Eisen bzw. Vitamin B12 zu verbessern. Oder ge-ben Sie die gleiche Menge Apfelessig in ein Salatdressing oder in eine Suppe als Vorspeise.

Durchfall

Apfelpektin ist wasserlöslich und verwandelt sich im Darm in ein Gel, das hilft, den Darminhalt zu binden und somit die Häufigkeit des Stuhlgangs zu reduzieren. Außerdem spalten gute Bakterien im Darm einen Teil des Pektins und erzeugen eine schützende Schicht auf der Darmschleimhaut, die Reizungen verhindert. Bei dieser Spaltung entstehen kurzkettige Fettsäuren wie etwa Buttersäure von »präbiotischer« Qualität, was bedeutet, dass sie für »gute« bzw. »probiotische« Darmbakterien wie etwa Laktobazillen oder Bifidobakterien sehr nahrhaft sind. Die präbiotische Qualität von Pektin wirkt sich kräftigend auf die Dickdarmzellen aus und verbessert deren Fähigkeit, schützenden Schleim zu produzieren. Letzterer hilft dabei, die Schleimhaut vor Reizstoffen und Entzündungen zu schützen.

Cellulose, eine weiterer Ballaststoff im Apfel, zieht Wasser an, festigt den Darminhalt und dickt ihn ein. Beim Erhitzen von Äpfeln wird die Cellulose aufgeweicht, sodass der Verzehr von gekochten Äpfeln zu festerem Stuhl führt und somit Durchfall hemmt.

Apfelessig kann helfen, Bakterien wie etwa *Escherichia coli* abzutöten, die für den Durchfall verantwortlich sind. Somit kann der Verzehr von Apfelessig vor allem sinnvoll sein für Personen mit einem Mangel an Magensäure, die eigentlich für das Abtöten der Bakterien zuständig wäre.

Heilung von innen

Wer akut unter Durchfall leidet, sollte alle paar Stunden einen Apfel essen. Rohe Äpfel sind gut, noch besser ist es jedoch, sie vorher zu erhitzen (beispielsweise im Ofen zu backen). Denn damit wird die Cellulose gelöst, die vor allem bei starkem Durchfall sehr wirksam ist.

Regelmäßige Anwendung

Trinken Sie darüber hinaus dreimal täglich ein Glas Wasser mit 2 EL Apfelessig.

Gallensteine

Die meistens Gallensteine enthalten Cholesterin, manche aber auch Gallenfarbstoff oder Kalziumsalze. Oft enthält Galle überschüssiges Cholesterin, und die Gallenblase zieht sich nicht vollständig zusammen. Derartige Probleme treten oft im Zusammenhang mit Übergewicht, Verstopfung oder Diabetes auf, denen allen mit dem Verzehr von Äpfeln und/oder Apfelessig im Rahmen einer gesunden Ernährung entgegengewirkt werden kann.

Der Apfelballaststoff Pektin kann Gallensäuren binden und damit deren Ausscheidung aus dem Darm unterstützen. So wird verhindert, dass sie resorbiert werden und sich Gallensteine bilden.

Es scheint ein Zusammenhang zwischen der Bildung von Gallensteinen und einem Magensäuremangel zu existieren, da Letzterer zur Inaktivität der Gallenblase führt, was wiederum die Bildung von Gallensteinen in der trägen Galle fördert. Ein Magensäuremangel ist oft alters- und stressbedingt und entsteht darüber hinaus auch häufig bei einer medikamentösen Behandlung mit Säureblockern.

Das Zusammenziehen der Gallenblase lässt sich einfach stimulieren, und zwar durch regelmäßige Mahlzeiten, die saure Zutaten wie Apfelessig oder Bitterstoffe enthalten.

Heilung von innen

Wenn Sie bei sich Magensäuremangel vermuten, dann trinken Sie vor jeder Mahlzeit ein Glas Wasser mit 2 TL Apfelessig, um den Mangel auszugleichen. Apfelessig hat einen pH-Wert von 5 und ist somit deutlich weniger sauer als Magensäure (pH-Wert von 1 bis 2), aber etwas Extrasäure ist dennoch sinnvoll.

Gallenblasenspülung

Manche Menschen profitieren von einer sogenannten »Gallenblasenspülung«. Dabei werden etwaige Gallensteine so weit gelöst, dass sie anschließend mit dem Stuhl ausgeschieden werden können. Fragen Sie aber erst Ihren Arzt, bevor Sie sich einer solchen Kur unterziehen.

▶ Tag 1–6: Trinken Sie täglich 1 bis 2 l Apfelsaft.

▶ Tag 7: Lassen Sie das Abendessen aus und lösen Sie gegen 21 Uhr 1 bis 2 EL Bittersalz in etwas Wasser auf. Trinken Sie dann eine Stunde später eine Mischung aus 110 ml Olivenöl und 55 ml Zitronensaft und legen Sie sich vor dem Zubettgehen 30 Minuten lang auf die linke Körperseite.

Magengeschwür

Normalerweise schützt eine dicke Schleimhaut den Magen und den Zwölffingerdarm vor der Magensäure und dem Verdauungsenzym Pepsin. Sind die Magenschleimhaut, die Schleimhautzellen oder die Magensäuremenge beeinträchtigt, kann sich ein Magengeschwür entwickeln. Die häufigste Ursache ist eine Entzündung infolge einer Infektion mit *Helicobacter-pylori*-Bakterien. Als Folge können sich Magengeschwüre, eine Magenschleimhautentzündung (Gastritis) oder sogar Magenkrebs entwickeln. Unter einer solchen Infektion leiden zwar 40 Prozent der Bevölkerung, aber nur jeder Zehnte davon entwickelt ein Magengeschwür. Manche Menschen mit einem Magengeschwür haben einen Magensäureüberschuss, bei manchen herrscht ein Magensäuremangel.

Liegen Symptome für ein Magengeschwür vor, fällt zusätzlich der Test auf *H. pylori* positiv aus und gibt es Hinweise auf einen Magensäuremangel (weil beispielsweise

Säureblocker die Symptome nicht lindern), könnte Apfelessig die Abheilung der Infektion unterstützen. Allerdings könnten sich durch die Anwendung die Schmerzen vorübergehend zunächst verschlimmern.

Heilung von innen
Wer es dennoch mit Apfelessig versuchen will, kann täglich ein Glas Wasser mit 2 TL Apfelessig trinken oder Gerichte durch Apfelessig ergänzen.

Magenverstimmung und Sodbrennen

Nach einer Magen-Darm-Entzündung ist Apfelkompott in der Regel das Erste, was man wieder zu sich nehmen kann. Die natürlichen Säuren in Äpfeln (wie etwa Apfel- und Weinsäure) und Apfelessig (Essigsäure) können einer Magenverstimmung infolge einer Unterproduktion von Magensäure vorbeugen. Meistens ist ein Magensäuremangel alters- und stressbedingt oder resultiert aus der dauerhaften Einnahme von Säureblockern. Natürliche Säuren wie die im Apfelessig sind zwar milder als Magensäure, helfen aber dennoch bei der Bildung eines sauren Milieus, das für eine effektive Eiweißverdauung erforderlich ist.

Sodbrennen ist eine häufige Begleiterscheinung von Magensäuremangel. Letzterer kann die Folge einer medikamentösen Behandlung mit Säureblockern sein, die in manchen Fällen kontraproduktiv wirken und das Problem sogar verschlimmern. Helfen Säureblocker nicht, ist die Wahrscheinlichkeit groß, dass ein Magensäuremangel vorliegt. Der Verzehr von Essig kann helfen, den Mangel auszugleichen, aber aufgrund seiner milden Säure (pH-Wert von etwa 5) kann er den Magen nicht so sauer machen wie Magensäure (pH-Wert von 1 bis 2).

Heilung von innen
Wer solchen Problemen mithilfe von Apfelessig vorbeugen will, trinkt vor jeder Mahlzeit ein Glas Wasser mit 2 TL Apfelessig oder würzt sein Essen zusätzlich mit Apfelessig.

Leiden Sie unter einer Magenverstimmung oder an Sodbrennen, trinken Sie ein Glas Wasser mit 1 EL Apfelessig. Sollte dies helfen, ist die Wahrscheinlichkeit groß, dass ein Magensäuremangel die Ursache war.

Nahrungsmittelunverträglichkeit

Eine Unterproduktion von Magensäure kann stress- oder altersbedingt sein, aber auch durch die dauerhafte Einnahme von Säureblockern verursacht werden.

Während bei normaler Magensäuremenge das Verdauungsenzym Pepsin Eiweißverbindungen spalten kann, wird bei Magensäuremangel schlecht verdautes Eiweiß zum Teil im Blut aufgenommen, was zu Nahrungsmittelunverträglichkeiten führen kann.

Heilung von innen

Wer meint, unter Magensäuremangel zu leiden, sollte versuchen, zu Beginn jeder Mahlzeit einen Salat mit Apfelessig-Olivenöl-Dressing zu essen. Alternativ können Sie auch vorher ein Glas Wasser mit 2 TL Apfelessig trinken. Apfelessig ist zwar deutlich weniger sauer als Magensäure, kann aber dennoch verdauungsfördernd wirken.

Nierensteine

Apfelessig kann möglicherweise auch einfache kalziumhaltige Nierensteine auflösen. Nierensteine können entstehen, wenn der Körper bei drohender Übersäuerung zur Aufrechterhaltung seines pH-Werts den Knochen und Zähnen Kalzium entzieht, das dann mit dem Urin ausgeschieden wird. Da Apfelessig anders als andere Essige im Verdauungstrakt eine leicht basische Wirkung hat, kann er dazu beitragen, den Kalziumentzug zu senken. Außerdem kann der Verzehr von Apfelessig helfen, das Auftreten von Insulinspitzen im Blut nach dem Verzehr von Kohlenhydraten zu reduzieren. Kohlenhydrathaltige Nahrungsmittel führen zu einer hohen Ausschüttung des Hormons Insulin, das die Entstehung von Nierensteinen fördert, da es die Nieren dazu anregt, mehr Kalzium über den Urin auszuscheiden.

Der Verzehr von Äpfeln und Apfelsaft kann helfen, der Entstehung von Nierensteinen vorzubeugen, oder zu ihrer Auflösung beitragen, da auch sie eine basische Wirkung haben. Außerdem versorgen Apfelprodukte den Körper mit Vitamin B6 und Magnesium, deren Mangel Forschern zufolge ebenfalls die Entstehung von Nierensteinen fördern kann.

Heilung von innen

Integrieren Sie Apfelessig, Äpfel und Apfelsaft in ihre tägliche Ernährung, wenn Sie zur Bildung von Nierensteinen neigen.

Detox-Getränke

Detox-Getränke mit Apfelessig sind eine einfache Möglichkeit, die positiven Effekte von Apfelessig im Alltag zu nutzen. Es gibt diese Getränke zwar im Lebensmittelhandel, sie lassen sich aber auch leicht selbst herstellen. Mischen Sie dazu Apfelessig mit anderen gesunden natürlichen Zutaten, um noch stärker von deren positiven Wirkungen zu profitieren. Idealerweise nehmen Sie ein Detox-Getränk pro Tag zu sich. Geben Sie etwas Honig hinzu, wenn es Ihnen nicht süß genug ist.

Würzige Zitrone

- ▶ 1 EL Apfelessig
- ▶ 1 EL Zitronensaft
- ▶ ½ TL Cayennepfeffer
- ▶ ½ TL Zimt

Zutaten in 250 ml Wasser geben und gut vermischen. Sofort trinken.

Morgendlicher Weckruf

- ▶ 1 EL Apfelessig
- ▶ 1 EL Zitronensaft
- ▶ ¼ TL Kurkuma

Die Zutaten in 250 ml heißes Wasser geben und gut vermischen. Sofort nach dem Aufstehen trinken, um den Stoffwechsel anzukurbeln.

Vitaminstoß

- ▶ 2 EL Apfelessig
- ▶ 60 ml Orangensaft
- ▶ 60 ml Cranberrysaft

Zutaten in ein Glas geben, abschmecken und nach Bedarf mit Wasser verdünnen.

Grüner Tee mit wertvollen Antioxidantien

- ▶ 250 ml grüner Tee (loser Tee oder Teebeutel)
- ▶ Frische Minzblätter
- ▶ 1 EL Apfelessig

Minzblätter und Apfelessig in den grünen Tee geben und gut umrühren. Vor dem Genuss leicht abkühlen lassen.

Apfelessigtabletten

In Reformhäusern, Drogerien und im Internet werden Apfelessigtabletten angeboten. Diese Nahrungsergänzungsmittel enthalten Apfelessig in Pulverform. Inwiefern diese Tabletten tatsächlich einen gesundheitlichen Nutzen haben, wurde bislang kaum untersucht. Ihnen wird aber nachgesagt, die gleiche Wirkung zu haben wie Apfelessig in flüssiger Form. Lesen Sie vor dem Kauf eines solchen Mittels immer zuerst die Angaben auf der Verpackung, da es auch andere Stoffe enthalten kann. Wer auf Nummer sicher gehen will, trinkt besser mit Wasser vermischten Apfelessig.

Atemwegsbeschwerden und Allergien

Apfelessig kann helfen, verschiedene Atemwegsbeschwerden und Allergien zu lindern.

Asthma

Atemwegsentzündungen und überempfindliche Atemwege können Kurzatmigkeit, Husten und ein beklemmendes Gefühl in der Brust auslösen. Zu den möglichen Ursachen zählen unter anderem kalte Luft, körperliche Anstrengung, gewisse Nahrungsmittel, hormonelle Veränderungen, Lachen, Infektionen, Rauch, ein plötzlicher Luftdruckabfall, Gewitter, Allergien und zu schnelle Atmung.

Äpfel und Apfelsaft haben einen antiasthmatischen Effekt, der stärker zu sein scheint als der anderer Nahrungsmittel. Ein möglicher Grund dafür ist der hohe Gehalt an Antioxidantien wie Quercetin, die nachweislich entzündungshemmend wirken.

Als der Arzt D.C. Jarvis in den 1950er-Jahren in den USA 24 Asthmapatienten zwei Jahre lang beobachtete, entdeckte er, dass der pH-Wert in ihrem Urin kurz vor und während eines Asthmaanfalls stark basisch war *(Folk Medicine)*. Als sie seiner Empfehlung, beim Auftreten des Anfalls Apfelessig zu trinken, folgten, erreichte der pH-Wert ihres Urins schnell wieder den Normalwert, und der Asthmaanfall war weniger heftig. Diesen Effekt schrieb Jarvis den natürlichen Säuren und dem Kaliumgehalt von Apfelessig zu.

Der Verzehr von Apfelessig kann bei Menschen mit Magensäuremangel zu einer Verbesserung führen. Wer bei sich einen Magensäuremangel vermutet (weil sich beispielsweise etwaige Verdauungsbeschwerden nicht durch Säureblocker lindern lassen), der kann mit dem täglichen Verzehr von Apfelessig präventiv vorgehen oder einen Asthmaanfall durch die einmalige Einnahme von Apfelessig lindern.

Heilung von innen

Erwachsene lösen 1 EL Apfelessig in 250 ml Wasser auf und trinken die Mischung schluckweise über eine halbe Stunde verteilt. Danach eine halbe Stunde warten und den Vorgang wiederholen. Oder lösen Sie 1 EL Apfelessig in einer Suppe oder in einem Salatdressing auf. Bei Kindern sollte die Menge reduziert werden, je nach Körpergröße.

Heuschnupfen

Apfelessig gilt seit jeher als Mittel gegen allergische Rhinitis.

Heilung von innen

1 EL Apfelessig in 250 ml Wasser auflösen und die Mischung schluckweise über eine halbe Stunde verteilt trinken. Danach eine halbe Stunde warten und den Vorgang wiederholen. Alternativ 1 EL Apfelessig in einer Suppe oder einem anderen Gericht auflösen.

Verletzungen und Infektionen

Apfelessig kann bei der Behandlung von Verletzungen und Infektionen unterstützend eingesetzt werden.

Blutergüsse

Blutergüsse können entstehen, wenn winzige Adern platzen. Die sofortige Behandlung der Stelle mit einer Apfelessiglösung ist ein altes Hausmittel und kann helfen, den Bluterguss zu reduzieren und die Heilung zu beschleunigen.

Schnelle Hilfe

2 EL Apfelessig in 250 ml kaltem Wasser auflösen und die Lösung mit einem Tupfer auf den Bluterguss auftragen.

Lippenherpes

Zu den Auslösern einer Herpes-simplex-Infektion zählen Stress, Menstruation, Infektionen, Hautschäden, Sonne und Erschöpfung. Apfelessig ist ein altes Hausmittel gegen Lippenherpes.

Schnelle Hilfe

Kündigt sich ein Lippenherpes an, betupfen Sie die Stelle dreimal täglich mit einem Papiertaschentuch oder einem sauberen Tupfer mit purem Apfelessig.

Einen bereits ausgebrochenen Lippenherpes können Sie zwar mit purem Apfelessig behandeln, doch das ist vermutlich sehr schmerzhaft.

Ohrentzündung

Apfelessig wird seit jeher für die Behandlung von Außenohrentzündungen verwendet.

Regelmäßige Anwendung

2 TL Apfelessig in einen Eierbecher geben und mit Wasser auffüllen. Lösung mit einem Wattstäbchen dreimal täglich vorsichtig in den entzündeten Gehörgang tupfen.

Schwindelattacken

Schwindelanfälle stehen oft mit einem niedrigen Blutzuckerspiegel in Zusammenhang. Äpfel wirken hier präventiv, und zwar wegen ihres hohen Gehalts an Pektin. Denn dieser wasserlösliche Ballaststoff stabilisiert den Blutzuckerspiegel, indem er die Aufnahme von Zucker aus dem Darm verlangsamt.

Apfelessig kann ebenfalls helfen, den Anstieg des Blutzuckerspiegels nach einer Mahlzeit zu verlangsamen. Ob die enthaltene Essigsäure oder ein anderer Stoff dafür verantwortlich ist, wurde bislang nicht geklärt.

Menschen, die an Verdauungsbeschwerden infolge eines Magensäuremangels leiden und schnell Zucker verbrennen – wie etwa jeder Zweite über 60 –, empfinden nach einer Mahlzeit schneller wieder Hunger als Menschen ohne diese Beschwerden. Hier kann Apfelessig einem Schwindelanfall vorbeugen. Grund dafür sind die Säuren, welche die Eiweißverdauung anregen, sodass der Körper Energie aus dem Eiweiß beziehen kann, sobald der verfügbare Zucker aufgebraucht ist.

Regelmäßige Anwendung
Essen Sie zwischen den Mahlzeiten immer mal wieder einen Apfel, um den Blutzuckerspiegel zu stabilisieren, und verwenden Sie Apfelessig als Zutat bei ihren Hauptmahlzeiten.

Verstauchungen

Man sagt, Apfelessig könne Schmerzen nach einer Verstauchung lindern. Warum das so ist, ist nicht klar.

Schnelle Hilfe
Legen Sie eine Apfelessigkompresse auf die betroffene Stelle – zum Beispiel einen weichen Waschlappen, den Sie vorher in einer Schüssel mit heißem Wasser und 250 ml Apfelessig getränkt haben.

Stiche

Das Auftragen von Apfelessig ist eine traditionelle Behandlungsmethode bei Wespenstichen – im Gegensatz zu Bienenstichen, bei denen sich eher Natron empfiehlt. Dass Apfelessig wirkt, liegt womöglich daran, dass er bestimmte Wespengifte in weniger giftige Acetatverbindungen umwandelt.

Auch bei den meisten Quallenstichen ist das Befeuchten der Stelle mit Essig ein altes Hausmittel, da so die Giftzellen deaktiviert werden. Noch wirkungsvoller ist es, die Stelle vier Minuten lang in heißem Wasser zu baden. Tragen Sie niemals Essig auf den Stich einer sogenannten Portugiesischen Galeere auf, da dies wissenschaftlichen Erkenntnissen zufolge die von der Qualle in die menschliche Haut injizierten Giftzellen dazu anregen könnte, noch mehr Giftstoffe abzusondern.

Schnelle Hilfe

Puren Apfelessig mit einem Baumwolltupfer auf einen Wespen- oder Quallenstich auftragen.

Nasenbluten

Apfelessig kann helfen, Nasenbluten zu stoppen. Deshalb ist der regelmäßige Verzehr von Apfelessig ein traditionelles Mittel gegen regelmäßiges Nasenbluten.

Schnelle Hilfe

Um zu sehen, ob Apfelessig bei Ihnen die Blutung stoppen kann, einfach eine Wattekugel mit Apfelessig tränken, den Kopf in den Nacken legen und die Wattekugel ins blutende Nasenloch drücken.

Regelmäßige Anwendung

Wer regelmäßig Nasenbluten hat, sollte 3 Monate lang dreimal täglich ein Glas Wasser mit 2 TL Apfelessig trinken.

Fußpilz

Fußpilz macht die Haut zwischen den Zehen wund und feucht und wird häufig in Umkleidekabinen oder Schwimmbädern übertragen. Manchmal kann Apfelessig Abhilfe schaffen.

Fußbad gegen Fußpilz

- ▶ 4 EL Apfelessig
- ▶ 10 Tropfen Teebaumöl

1. Eine große Schüssel mit warmem Wasser füllen.
2. Apfelessig und Teebaumöl hinzugeben und gut vermischen.
3. Füße täglich 5 bis 10 Minuten darin baden, um den Fußpilz zu bekämpfen.

Kopfläuse

Apfelessig tötet Kopfläuse selbst zwar nicht ab, kann aber die klebrige Substanz der Läuseeier im Haar lösen.

Abhilfe bei Kopfläusen

- ▶ 250 ml Apfelessig
- ▶ Silikonhaltige Haarspülung

1. 250 ml Apfelessig und 250 ml Wasser vermischen.
2. Lösung auf das trockene Haar auftragen und eine halbe Stunde einwirken lassen.
3. Haare mit Wasser befeuchten, großzügig Haarspülung aufbringen und einwirken lassen.
4. Haare erst mit einem groben Kamm kämmen, anschließend mit einem feinen Kamm die Läuse herauskämmen.
5. Haare mit Shampoo waschen. Da möglicherweise noch Läuseeier zurückbleiben, wiederholen Sie diese Prozedur zwei Wochen lang zweimal wöchentlich.

Erkältungen und Husten

Äpfel und Apfelessig unterstützen bei der Bekämpfung von Erkältungen und Atemwegsbeschwerden.

Erkältung und Halsschmerzen

Beim Kauen eines Apfels quillt das darin enthaltene Pektin auf und legt sich wie eine gelartige Schutzschicht lindernd auf die entzündeten Strukturen in Hals und Rachen. Daher ist Apfelpektin auch in einigen gängigen

Lutschtabletten enthalten. Außerdem beschleunigt das in Äpfeln enthaltene Vitamin C die Heilung. Darüber hinaus werden bei der Fermentierung von Pektin im Dickdarm kurzkettige Fettsäuren (wie etwa Buttersäure) mit präbiotischen Eigenschaften freigesetzt. Diese dienen als Nahrung für die guten bzw. probiotischen Darmbakterien wie etwa Laktobazillen oder Bifidobakterien, die ihrerseits eine positive Wirkung auf die körpereigenen Abwehrkräfte haben.

Ein traditionelles Mittel gegen Halsschmerzen ist Gurgeln mit Apfelessigwasser. Warum dies hilft, ist nicht geklärt. Womöglich sind es die antibakteriellen Eigenschaften des Essigs.

Schnelle Hilfe
1 EL Apfelessig in ein Glas Wasser geben und die Mischung über eine halbe Stunde verteilt in kleinen Schlucken trinken. Danach eine halbe Stunde warten und den Vorgang wiederholen. Mögen Sie kein Apfelessigwasser, geben Sie den Apfelessig stattdessen beispielsweise in eine Suppe.

Regelmäßige Anwendung
Zweimal täglich mit einer Mischung aus 1 TL Apfelessig auf ein Glas Wasser gurgeln.

Husten

Essig wird schon seit Jahrtausenden zur Behandlung bei Infektionen verwendet. Hippokrates (460–377 v. Chr.) zum Beispiel beschrieb Essig als Mittel gegen hartnäckigen Husten. Auch Äpfel können helfen.

Zu den traditionellen Mitteln gegen Husten zählt auch das Auftragen von Apfelessig auf die Brust oder auf das Kopfkissen vor dem Schlafengehen. Dies führt dazu, dass winzige Mengen an natürlicher Säure aus dem Essig über die Haut oder die Nase in den Körper gelangen. Weshalb dies hilft, ist nicht geklärt.

Schnelle Hilfe

Ein Stück braunes Packpapier in Apfelessig tränken und auf die Brust legen. Mit einem Handtuch zudecken und 20 Minuten einwirken lassen.

Alternativ das (mit einem alten Kissenbezug bezogene) Kopfkissen vor dem Schlafengehen mit etwas Apfelessig beträufeln.

Allgemeine Gesundheit

Apfelessig ist ein wahrer Alleskönner – deswegen kann er als Hausmittel für die verschiedensten Beschwerden eingesetzt werden.

Starke Regelblutung

Apfelessig kann manchen Frauen helfen, starke Regelblutungen zu lindern.

Regelmäßige Anwendung

Wer dieses Hausmittel ausprobieren möchte, trinkt zwei- bis dreimal täglich ein Glas Wasser mit je 2 TL Apfelessig. Oder verwenden Sie den Apfelessig in Ihrem Essen.

Krampfadern

Apfelessig ist ein traditionelles Mittel gegen schmerzhafte Krampfadern. Weshalb das so ist, ist ungeklärt.

Regelmäßige Anwendung

Ein kleines Handtuch mit Apfelessig befeuchten, zweimal täglich auf die Stellen mit den schmerzenden Krampfadern legen und eine halbe Stunde einwirken lassen.

Heilung von innen

Trinken Sie dreimal täglich ein Glas Wasser mit 2 TL Apfelessig oder verwenden Sie den Apfelessig als Würzmittel in Ihren Speisen.

Erschöpfung

Äpfel versorgen den Körper mit Zucker und kleinen Mengen an B-Vitaminen, die helfen können, Erschöpfung vorzubeugen oder zu lindern. Noch wichtiger ist, dass Äpfel auch Ballaststoffe enthalten, die den Blutzuckerspiegel stabilisieren und einem niedrigen Blutzuckerspiegel vorbeugen, der Müdigkeit und Erschöpfung auslösen kann.

Theoretisch kann der Verzehr von Apfelessig gegen Müdigkeit helfen, die mit einem Magensäuremangel einhergeht. Denn dieser Mangel, der mit fortgeschrittenem Alter und mit Stress in Verbindung gebracht wird, blockiert die ausreichende Aufnahme von Nährstoffen.

Heilung von innen

Probieren Sie aus, ob es Ihnen hilft, täglich einen Apfel und dreimal täglich 2 TL Apfelessig in einem Glas Wasser oder als Würzmittel in Ihren Speisen zu sich zu nehmen.

Krämpfe

Zu den möglichen Verursachern von Krämpfen zählen eine ernährungsbedingte Unterversorgung mit Kalzium, Magnesium, Kalium und den Vitaminen B und C. All diese Stoffe sind in Äpfeln enthalten, und so könnte ein Apfel pro Tag bereits Linderung bringen.

Dass Apfelessig als bewährtes Hausmittel gegen Krämpfe gilt, liegt vielleicht daran, dass seine Säure bei Menschen, die zu wenig Magensäure produzieren, die Aufnahme von Kalzium und Magnesium im Magen verbessert.

Heilung von innen
Verwenden Sie Apfelessig in Ihren Speisen oder trinken Sie dreimal täglich ein Glas Wasser mit 2 TL Apfelessig.

Schnelle Hilfe
Geben Sie 2 EL Apfelessig in ein Glas warmes Wasser, tränken Sie einen weichen Waschlappen damit, legen Sie ihn auf den schmerzenden Muskel und bedecken Sie ihn mit einem dicken Handtuch.

Kopfschmerzen

Apfelessig ist ein traditionelles Mittel gegen Kopfschmerzen. Der Wirkmechanismus ist unklar, doch gehen manche Heilpraktiker davon aus, dass Kopfschmerzen von einer übermäßigen Beanspruchung körpereigener Puffersysteme zur Aufrechterhaltung des Blut-pH-Werts im Normalbereich ausgelöst werden. Andere wiederum nehmen an, dass ebendieser pH-Wert des Bluts zu hoch, also zu basisch, ist und somit Kopfschmerzen auslöst. Deshalb empfehlen sie verschiedene Maßnahmen.

Schnelle Hilfe

Den Kopf mit Apfelessig betupfen oder einen Waschlappen auflegen, den Sie vorher in einer Lösung aus 600 ml Wasser und 2 EL Apfelessig getränkt haben.

Natürlichen Essigdampf inhalieren: Geben Sie dazu 1 EL Apfelessig in einen Vernebler und halten Sie sich etwa 15 Minuten in der Nähe auf.

Regelmäßige Anwendung

Trinken Sie dreimal täglich ein Glas heißes Wasser mit 3 TL Apfelessig.

Schluckauf

Mögliche Ursachen für Schluckauf sind ein voller Magen nach einer zu üppigen Mahlzeit, Magensäuremangel und eine damit einhergehende verlangsamte Eiweißverdauung oder auch zu fettes oder zu süßes Essen, das die Entleerung des Magens verlangsamt und die Gärung ankurbelt. Dagegen hilft Apfelessig als traditionelles Mittel.

Heilung von innen

Um regelmäßigen Schluckaufattacken vorzubeugen, geben Sie etwas Apfelessig in Ihre Speisen oder trinken Sie vor jeder Mahlzeit ein Glas Wasser mit 1 TL Apfelessig.

Schnelle Hilfe

Versuchen Sie, den Schluckauf zu stoppen, indem Sie die oben genannte Apfelessiglösung schluckweise trinken oder 1 TL puren Apfelessig einnehmen.

Übergewicht und Adipositas

Äpfel enthalten den wasserlöslichen Ballaststoff Pektin, der die Aufnahme von Zucker ins Blut verlangsamt. So beugt man Heißhunger und Essattacken vor. Pektin kann aber auch die Aufnahme von Fett beeinträchtigen. Einer Theorie zufolge rührt dies daher, dass Pektin im Magen eine Art Gel bildet, das Triglyceride (Fette) aufsaugt und so deren Aufnahme unterbindet.

Schon vor Jahrtausenden soll Apfelessig als Abnehmhilfe verwendet worden sein. Frühe Forschungen legen nahe, dass der Verzehr von Apfelessig möglicherweise ein Völlegefühl nach dem Essen erzeugt, zu einer schnelleren Kalorienverbrennung führt und dazu beiträgt, einen Magensäuremangel auszugleichen.

Etwa jeder zweite Mensch über 60 leidet an einem Magensäuremangel, der zumeist auf Stress und die dauerhafte Einnahme von Säureblockern zurückzuführen ist. Die Forschung assoziiert einen Magensäuremangel mit einer unzureichenden Aufnahme von zahlreichen Nährstoffen wie Eiweiß, Vitamin B und Vitamin C, Kalzium, Eisen, Magnesium, Zink, Kupfer, Chrom, Selen, Mangan,

Vanadium, Molybdän sowie Kobalt. Außerdem hat man herausgefunden, dass diese mangelhafte Nährstoffaufnahme Menschen auch dann zum Essen anregen kann, wenn sie gar keinen Hunger haben. Apfelessig fördert die Aufnahme all dieser Nährstoffe, weil er die Produktion von Magensäure ankurbelt. Außerdem regt er die Eiweißverdauung an. Dies alles hilft in erster Linie Menschen, die als schnelle Zuckerverbrenner gelten und die schon nach weniger als drei Stunden nach einer Mahlzeit wieder ein starkes Hungergefühl plagt. Dieses Gefühl rührt daher, dass der Körper anfängt, Energie aus der Eiweißverbrennung zu beziehen, sobald die Zuckerreserven aufgebraucht sind.

Der Verzehr von Apfelessig fördert zudem die Aufnahme von Fetten und der Vitamine A und E, da er die Ausschüttung von Gallen- und Bauchspeicheldrüsenenzymen in den Darm anregt. Außerdem wird der Anstieg des Blutzuckerspiegels nach einer Mahlzeit verlangsamt. So kann man nicht nur einem hohen Blutzuckerspiegel vorbeugen, sondern auch einem starken Blutzuckerabfall, der manchmal danach folgt und der zu Heißhunger und Essattacken führen kann. Ob die Essigsäure oder ein anderer Stoff im Apfelessig den Anstieg des Blutzuckerspiegels unterbindet, ist bislang ungeklärt.

Heilung von innen
Wer sein Körpergewicht halten oder reduzieren will, dem wird empfohlen, Äpfel und Apfelessig in die tägliche Ernährung zu integrieren.

Chronische und schwere Erkrankungen

Apfelessig kann sogar bei der Behandlung von chronischen und schweren Erkrankungen eingesetzt werden.

Diabetes und Prädiabetes

Der Konsum von Apfelessig und Äpfeln hilft nachweislich bei der Vorbeugung oder Behandlung eines hohen Blutzuckerspiegels bei Prädiabetes und Diabetes. Das ist wichtig, da ein hoher Blutzuckerspiegel zu Komplikationen wie etwa Herz-, Augen- und Nierenerkrankungen führen kann.

Diverse Studien deuten darauf hin, dass Essig Diabetikern hilft, den Blutzuckerspiegel stabil zu halten, und zudem den Übergang von Prädiabetes zu Diabetes verlangsamen kann. Eine mögliche Erklärung hierfür ist die verlangsamte Magenentleerung. Eine mögliche andere Erklärung, die wir japanischen Forschern verdanken, besteht darin, dass Essigsäure Darmenzyme (Disaccharidase), die Zucker in Glukose umwandeln, deaktiviert. Damit wird verhindert, dass der Blutzuckerspiegel zu stark oder zu schnell ansteigt, was wiederum den Insulinbedarf des Körpers senkt. Anderen Studien zufolge hilft Essigsäure, die Freisetzung von Zucker aus der Leber und die Produktion von Zucker in der Leber aus anderen Quellen als Kohlenhydraten zu normalisieren.

Wieder andere Studien zeigen, dass saure Nahrungsmittel wie etwa Zitronensaft, Joghurt, Natursauerteigbrot und Kenkey (fermentierter Mais) ebenfalls das Auftreten etwaiger Blutzuckerspitzen nach einer Mahlzeit reduzieren; manche davon gelten sogar als genauso wirkungsvoll wie das Diabetesmedikament Metformin. Mancherorts ist der regelmäßige Verzehr von säurehaltigen Nahrungsmitteln ganz gängig, was eine Erklärung dafür sein kann, dass die Diabetesraten in den Ländern so unterschiedlich sind. Essigsäure enthalten beispielsweise Nahrungsmittel und Gerichte wie Sunomono (essigbasierter Gurkensalat) und Sumeshi (Essigreis) aus Japan, Kartoffelsalat, Senf, Fish and Chips mit Essig sowie Dressings auf Essigbasis.

Heilung von innen

Für Menschen mit Diabetes oder Prädiabetes scheint es sinnvoll, einmal täglich einen Apfel zu essen und Apfelessig in ihren Speisen zu verwenden oder dreimal täglich ein Glas Wasser mit 2 TL Apfelessig zu den Mahlzeiten zu trinken oder auch fermentierte Nahrungsmittel bzw. in Essig eingelegte Produkte zu essen.

Schlaganfälle

Meist kommt es zu einem Schlaganfall, wenn ein Blutpfropf den Blutkreislauf zu einer Arterie zum Gehirn verschließt (thrombotischer Schlaganfall). Seltener wird er durch eine Gehirnblutung infolge einer beschädigten Arterie ausgelöst (hämodynamischer Schlaganfall).

Der Grund für einen thrombotischen Schlaganfall ist meist ein Atherom, das eine Arterie blockiert. Diese fettige Substanz enthält LDL-Cholesterin, das von freien Radikalen oxidiert wird. Hierbei entstehen in den Arterien Entzündungen und Narben, welche die Arterienwand rau machen. An dieser rauen Wand bilden sich dann Gerinnsel, vor allem wenn das Blut ungewöhnlich klebrig ist. Zu den Risikofaktoren zählen Rauchen, Stress, ungesunde Ernährung, Übergewicht, Bluthochdruck, Diabetes und chronische Entzündungen.

Vorläufige Erkenntnisse legen nahe, dass der Verzehr von Äpfeln und Apfelessig vorbeugend gegen Bluthochdruck, Übergewicht und Diabetes hilft. Folglich lohnt es sich, sie in die tägliche Ernährung zu integrieren.

Heilung von innen
Integrieren Sie Äpfel und Apfelessig in Ihre tägliche Ernährung.

Bluthochdruck

Zu den Risikofaktoren für Bluthochdruck zählen Übergewicht, Überaktivität des Nierenhormons Renin, Insulinresistenz (Prädiabetes), Salzsensitivität, Alter und eine genetische Disposition; meist gibt es jedoch keine eindeutige Ursache. Der Verzehr von Essig kann sich positiv auf einige dieser Faktoren auswirken. Erste Studien legen nahe, dass der Verzehr von Essig auch blutdrucksenkende Wirkung haben kann.

Dafür gibt es fünf mögliche Gründe. 1. Apfelessig erhöht den Stickoxidspiegel (was die Blutgefäße entspannt). 2. Apfelessig wirkt wie ein ACE-Hemmer (er hemmt das Angiotensin-konvertierende Enzym, das die Produktion des gefäßerweiternden Hormons Angiotensin II bremst). 3. Apfelessig als Würzmittel hilft Menschen mit Salzsensitivität, ihren Salzkonsum zu reduzieren. 4. In Fleischgerichten oder Brühen löst Apfelessig etwas Kalzium aus den Tierknochen, was Menschen mit niedriger ernährungsbedingter Kalziumaufnahme hilft. Denn Kalzium trägt zu einem gesunden Blutdruck bei. 5. Der Verzehr von Apfelessig kann zu Gewichtsverlust führen, der seinerseits blutdrucksenkend wirkt.

Heilung von innen

Wer Apfelessig ausprobieren möchte, verwendet ihn zwei- oder dreimal täglich in Mahlzeiten oder trinkt dreimal täglich ein Glas Wasser mit 1 TL Apfelessig.

Alzheimer-Erkrankung

Es ist möglich, jedoch nicht erwiesen, dass der Verzehr von Äpfeln vorbeugend gegen Alzheimer wirken oder den Verlauf der Erkrankung verlangsamen kann. Ein möglicher Grund dafür ist, dass Menschen mit Alzheimer oftmals einen hohen Homocysteinspiegel und einen Mangel an B-Vitaminen haben, die den Homocysteinspiegel normalisieren. Äpfel enthalten kleine Mengen an Folsäure und Vitamin B6, das zu den B-Vitaminen mit der größten Wirkung zählt. Somit leisten Äpfel einen sinnvollen Beitrag zur Deckung des täglichen Vitamin-B-Bedarfs.

Chronische Bronchitis und Lungenemphysem

Diese zwei Arten von chronisch-obstruktiven Lungenerkrankungen erfordern oft eine langfristige und intensive Behandlung. Studien legen nahe, dass Äpfel auch hier helfen können. Viele Forscher glauben, dass Antioxidantien eine schützende Wirkung haben, und einige sind der Meinung, dass dabei das enthaltene Flavonoid Quercetin eine Schlüsselrolle spielt. Zu den weiteren Stoffen, die helfen könnten, zählen andere Flavonoide, Pektin und Apfelsäure.

Krebs

Krebs ist das Ergebnis einer Mutation der Zellen-DNA, die dazu führt, dass Zellen sich kontinuierlich teilen, anstatt infolge von Apoptose (natürlich programmierter Zelltod) abzusterben. Solche bösartigen Zellen entstehen tagtäglich. Die meisten werden vom körpereigenen

Immunsystem zerstört, aber einige entwickeln sich zu Krebszellen. Zu den ernährungsbedingten Faktoren, die das Wachstum von gewissen Krebszellen anregen, zählt auch der Mangel an Antioxidantien wie Quercetin. Dieses Flavonoid beseitigt normalerweise freie Radikale (hyperaktive Sauerstoffteilchen), die ständig im Körper produziert werden und Zellen schädigen können.

Diverse Studien legen nahe, dass Äpfel Antikrebseigenschaften haben, wofür zum Teil die in Äpfeln enthaltenen Antioxidantien verantwortlich sind. Andere Studien weisen auf die ebenfalls in Äpfeln enthaltenen sekundären Pflanzenstoffe hin wie beispielsweise Pektin, das pektinähnliche Rhamnogalacturonan und Triterpenoide. Pektin wird von guten Bakterien abgebaut – ein Prozess, bei dem kurzfettige Fettsäuren entstehen, welche den Säuregrad im Dickdarm erhöhen und somit dort die Apoptose in Krebszellen anregen. Außerdem zeigen Experimente, dass Pektin und das pektinähnliche Rhamnogalacturonan eine ausgesprochen starke antimutagene Wirkung haben. Manche Heilpraktiker gehen davon aus, dass die Ernährung die Entstehung von Krebs beeinflussen kann, indem sie den körpereigenen pH-Wert verändert. Krebszellen können in der Tat einen deutlich höheren Säuregrad haben als gesundes Gewebe. Dennoch gibt es gegenwärtig keine wissenschaftlichen Erkenntnisse, die diese These stützen.

Verstopfung

Ungesunde Ernährung und Flüssigkeitsmangel zählen zu den wahrscheinlichsten Ursachen von Verstopfung. Der Verzehr von ungeschälten Äpfeln kann hier helfen, da Äpfel wasserlösliche Ballaststoffe wie Pektin und pektinähnliche Verbindungen enthalten. Pektin löst sich in Wasser und bildet eine Art Gel, das den Stuhl weicher macht, der dann leichter den Darm passieren und ausgeschieden werden kann. Zudem enthalten ungeschälte Äpfel Cellulose. Dieser unlösliche Ballaststoff zieht Wasser an, macht dadurch den Stuhl weicher und voluminöser und verkürzt die Durchgangszeit durch den Dickdarm. Naturtrüber Apfelsaft enthält zwar nur kleine Mengen an Pektin, kann aber dennoch hilfreich sein.

Zahnfleischentzündungen

Das Kauen eines Apfels stärkt das Zahnfleisch ungemein, da die Bewegung der Kiefer die Blutzirkulation zum Zahnfleisch ankurbelt. Äpfel enthalten Phenolverbindungen namens Tannine, welche Studien zufolge vorbeugend gegen Parodontitis wirken.

Herzerkrankungen

Eine koronare Herzerkrankung begünstigt Angina und Herzinfarkte. Dabei sammelt sich fetthaltiges Atherom in den Wänden der Herzkranzarterien, das ab einer gewissen Dicke dazu führt, dass der Herzmuskel nicht mehr ausreichend mit Blut versorgt wird, um normal pumpen zu können. Freie Radikale im Blut oxidieren das LDL-Cholesterin im Atherom, wobei oxidiertes LDL-Cholesterin, das schlechte Cholesterin, entsteht. Freie Radikale sind überaktive Sauerstoffteilchen, deren Entstehung durch ungesunde Ernährung, Infektionen, Rauchen und Stress begünstigt wird. Außerdem regen sie Abwehrzellen dazu an, Arterienwände zu entzünden. Atherom und Entzündungen führen zu Narbenbildung und machen die Arterienwände rau, was zu einer Inelastizität der Arterien und somit zu Bluthochdruck führt. Auch können sie die Entstehung von Arterien blockierenden Blutpfropfen begünstigen und somit einen Herzinfarkt auslösen.

Studien legen nahe, dass Äpfel und Apfelsaft vorbeugend gegen Herzerkrankungen helfen, wahrscheinlich dank ihrer Flavonoide wie Quercetin und Catechin.

Möglicherweise wirken sich auch die aspirinähnlichen Salicylate in der Apfelschale – wie Aspirin (Acetylsalicylsäure) selbst – negativ auf die Entstehung von Herzinfarkten infolge einer Entzündung der Arterienwände aus.

Zudem bauen gute Mikroorganismen im Darm den in Äpfeln enthaltenen Ballaststoff Pektin ab und setzen damit wichtige kurzkettige Fettsäuren wie Buttersäure frei. Diese Säuren senken den LDL-Cholesterinspiegel (schlechtes Cholesterin) und erhöhen den HDL-Cholesterinspiegel (gutes Cholesterin). Außerdem blockieren sie das C-reaktive Protein, das als Entzündungsmarker und Vorbote von Herz-Kreislauf-Erkrankungen gilt.

Hoher Cholesterinspiegel

Der Verzehr von Äpfeln kann einem hohen Cholesterinspiegel vorbeugen. Bei Menschen mit einem ungesunden LDL-HDL-Quotienten ist die Wahrscheinlichkeit größer, dass sich eine cholesterinhaltige Atheromschicht in den Arterien bildet, die Minderdurchblutung zur Folge haben kann. Zudem macht oxidiertes LDL-Cholesterin im Atherom die Arterien weniger elastisch und begünstigt so Bluthochdruck, Herzattacken und Schlaganfälle.

Das Pektin in Äpfeln und – wenn auch in geringeren Mengen – in Apfelsaft absorbiert Cholesterin und Triglyceride im Darm und entfernt sie aus dem Körper. Denn erstens verbessert Pektin die Viskosität des Dünndarminhalts und reduziert somit die Aufnahme von Cholesterin aus der Nahrung oder aus der Galle. Zweitens wird Pektin von guten Mikroorganismen im Dickdarm abgebaut, wobei kurzfettige Fettsäuren (wie Buttersäure) freigesetzt werden. Diese blockieren die Aufnahme von Cholesterin, unterdrücken die Cholesterinproduktion in der Leber und kurbeln das HDL-Cholesterin an.

Aus Studien über die gesundheitliche Wirkung von ganzen Äpfeln geht hervor, dass die Kombination aus Pektin und Vitamin C den Cholesterinwert stärker sinken lässt als das Pektin allein und dass die Kombination aus Pektin und Phenolen den Cholesterin- und Triglyceridwert ebenfalls stärker reduziert als jede dieser Substanzen für sich allein. Der Effekt ist zwar gering, aber dennoch wertvoll. Ein Apfel pro Tag senkt den Cholesterinwert um bis zu 11 Prozent, bei zwei Äpfeln sind es schon bis zu 16 Prozent. Die Wirkung von vier Äpfeln kann sogar der von Statinen (Cholesterinsenkern) entsprechen!

Manche Heilpraktiker weisen darauf hin, dass Cholesterin ein säurehaltiges Nebenprodukt des Fettstoffwechsels ist. Sie vertreten die Ansicht, dass eine gesunde Ernährung, die reich ist an basisch wirkenden Nahrungsmitteln (wie Äpfel und Apfelessig), den Körper in die Lage versetzt, sich besser gegen die Entstehung eines Atheroms in den Arterien zu wehren, und das Cholesterin besser auflösen, neutralisieren und ausscheiden zu können.

Reizdarm

Mögliche Symptome eines Reizdarms sind Schmerzen, Verstopfung, Durchfall, Schleim im Stuhl, Völlegefühl und Blähungen. Jeder Dritte hat bisweilen einen gereizten Darm, jeder Fünfte sogar häufig. Bei Letzteren spricht man von einem Reizdarm. Der in Äpfeln enthaltene wasserlösliche Ballaststoff Pektin kann die Symptome lindern, unter anderem dadurch, dass er den Stuhl weicher

macht und so die Ausscheidung aus dem Darm begünstigt.

Schwache Abwehrkräfte

Der Verzehr von Äpfeln stärkt die Abwehrkräfte. In erster Linie ist dafür das Vitamin C verantwortlich, dane-
ben aber auch die Tatsache, dass beim Abbau des Bal-
laststoffs Pektin im Dickdarm kurzkettige Fettsäuren wie
Buttersäure freigesetzt werden, welche die Abwehrkräfte dadurch stärken, dass sie die Produktion von T-Hel-
ferzellen, Antikörpern, weißen Blutkörperchen und Zy-
tokin in der Milz begünstigen. Auch blockieren sie den
Entzündungsmarker C-reaktives Protein.

Parkinson-Krankheit

Die Parkinson-Krankheit geht mit dem Absterben von
Hirnzellen einher, die den Neurotransmitter (Nervenbo-
tenstoff) Dopamin produzieren. Meistens gibt es keine
eindeutige Ursache, aber Wissenschaftler gehen davon
aus, dass dabei Gene und eine Hirninfektion eine Rolle spielen können. Studien legen nahe, dass der tägliche
Verzehr eines Apfels hilft, das Risiko für eine neurodege-
nerative Erkrankung wie Parkinson zu senken.

Ein Apfel pro Tag ...

Äpfel haben diverse gesundheitsfördernde Eigenschaften, von denen einige auch in Apfelessig zu finden sind. Dennoch ist der tägliche Verzehr eines Apfels noch besser und hilft vorbeugend gegen einige chronische Erkrankungen. Essen Sie Äpfel immer mit der Schale, dann nehmen Sie eine größere Menge an entzündungshemmenden Stoffen auf. Apfelsaft enthält diese Stoffe ebenfalls, jedoch in geringen Mengen – es sei denn, der Apfelsaft ist selbst hergestellt. Ein Rezept finden Sie auf Seite 23–24.

4
Natürliche Schönheitspflege

Apfelessig und Äpfel sind nicht nur gut für unsere Gesundheit, sie haben sich auch ihren Platz in der Schönheitspflege erobert. Dass Apfelessig in diesem Bereich so
beliebt geworden ist, liegt daran, dass er mit seiner natürlichen Säure von etwa 5 Prozent dazu beiträgt, den natürlichen Säureschutzmantel der Haut aufrechtzuerhalten.
Die meisten anderen Essige – außer beispielsweise natürlich vergorener Weinessig – enthalten mehr Säure und
sind deshalb nicht geeignet für die Hautpflege.

Normale Haut hat eine leicht saure Schicht, die Säureschutzmantel oder Hydrolipidfilm genannt wird. Dieser
enthält

- die fettigen Säuren des Hautöls (Hauttalg),
- Milchsäure und verschiedene Aminosäuren aus dem
  Schweiß und
- Aminosäuren und Pyrrolidoncarbonsäure aus Horn-
  hautzellen.

Vitamin C

Äpfel enthalten viele für die Haut wichtige Nährstoffe. Der wichtigste ist Vitamin C, das die Bildung von Kollagen in der Haut unterstützt und der Entstehung von Falten vorbeugt. Außerdem hilft Vitamin C als Antioxidans der Haut bei der Wiederherstellung der Hautzellen nach Schäden, zum Beispiel infolge von zu viel Sonne oder Umweltbelastung.

An den meisten Stellen des Körpers hat der Säureschutzmantel der Haut einen pH-Wert (Säure-Basen-Haushalt) von 4,5 bis 5,75. (7 ist neutral; darunter ist sauer, darüber ist alkalisch). Der pH-Wert der Haut in den Achselhöhlen und im Genitalbereich liegt bei 6,5, ist also leicht sauer. Bei Männern ist der pH-Wert der Haut in der Regel etwas niedriger als bei Frauen.

Der normale pH-Wert der Haut sorgt dafür, dass Enzyme aktiviert werden, welche die Produktion von Lipiden (ölhaltigen Fetten) im Hydrolipidfilm der Haut ermöglichen. Auch begünstigt er die Selbstheilung der Haut nach einem physikalischen oder chemischen Schaden. Das alles ist wichtig, da eine intakte Haut relativ undurchlässig ist. Das bedeutet, dass Flüssigkeit weniger leicht über die Haut (außer über Schwitzen) austreten kann und potenziell schädliche Substanzen und Mikroorganismen nur schwer über die Haut in den Körper gelangen können. Ein normaler Säuregrad der Haut begünstigt zudem eine normale Hautflora – die für eine gesunde Haut typische

Besiedelung mit verschiedenen Bakterien und Pilzen. Eine normale Hautflora hilft zu verhindern, dass potenziell schädliche Mikroorganismen sich vermehren und Infektionen auslösen.

Ändert sich der Säuregrad der Haut, können trockene Haut, Risse und Juckreiz die Folgen sein. Außerdem können Ekzeme oder andere Entzündungen die Haut alkalischer machen. Wird die angegriffene Haut dann mit gängiger Seife gewaschen, steigt die Alkalität weiter, und die Haut wird noch anfälliger für Irritationen und Infektionen.

Die meisten Seifen, sogar »milde« Seife, Glycerinseife oder Babyseife, haben einen alkalischen pH-Wert von 7 bis 9. Wer sich damit wäscht, schädigt den Säureschutzmantel der Haut. Davon kann sich gesunde Haut zwar erholen, dennoch kostet die Wiederherstellung des normalen Säuregrads etwas Zeit – meistens eine halbe Stunde bis zwei Stunden oder sogar länger. Wer sich zweimal täglich mit alkalischer Seife wäscht, beeinträchtigt auch den wiederhergestellten Säuregrad der Haut. Es gibt Seifen, die mit einem pH-Wert von 9,5 bis 11 noch alkalischer sind und den Säuregrad der Haut noch stärker angreifen. Leider haben nur wenige Stückseifen einen pH-Wert, der dem der gesunden Haut genau entspricht.

Apfelessig in Schönheitsprodukten

Apfelessig ist als Bestandteil von Schönheitsprodukten mittlerweile sehr beliebt. So gibt es aktuell zahlreiche Fertigprodukte, die laut Herstellerangaben alle Vorzüge von Apfelessig bieten. Viele dieser Produkte enthalten auch andere natürliche Bestandteile und können eine praktische Möglichkeit sein, um Apfelessig in die eigene Schönheitspflege zu integrieren. Lesen Sie jedoch immer zuerst die Angaben auf der Verpackung, um zu vermeiden, dass Sie ein Produkt mit fragwürdigen Inhaltsstoffen kaufen.

Dagegen weicht der pH-Wert von vielen Flüssigseifen, seifenfreien Gesichtsreinigern und Bade- und Duschgels weitaus weniger von dem der Haut ab. Mit einem selbst gemachten Gesichtsreiniger, der auch Apfelessig enthält, beugen Sie einer Beeinträchtigung des normalen Säuregrads der Haut vor. Möchten Sie jedoch nicht auf alkalische Seife verzichten, dann können Sie beispielsweise nach dem Waschen eine selbst gemachte Gesichts- und Körperpflege mit Apfelessig anwenden, um den normalen Säuregrad der Haut wiederherzustellen.

Mit Apfelessig lässt sich auch der Säuregrad der Haare nach dem Waschen mit alkalischem Shampoo wiederherstellen. Die meisten Shampoos sind alkalisch und können Haar stumpf und glanzlos aussehen lassen. Außerdem zerstören sie den normalen Säuregrad der Kopfhaut vorübergehend und machen sie anfälliger für Trockenheit, Irritationen und Infektionen. Haar, das nach dem Waschen mit Apfelessig ausgespült wird, glänzt mehr. Außerdem kann Apfelessig natürliche Strähnchen im Haar hervorheben.

Dank seiner antibakteriellen Eigenschaften hat Apfelessig auch eine desodorierende Wirkung und hilft daher vor allem unter den Achseln und an den Füßen.

Achtung

Testen Sie ein selbst gemachtes Körperpflegemittel vor Verwendung immer erst an einer kleinen Hautstelle.

Apfelessig – das Allzweckmittel im Badezimmer

Stellen Sie eine Flasche Apfelessig in Ihr Badezimmer, dann haben Sie ihn jederzeit für die alltägliche Schönheitspflege zur Hand.

Haarspülung

Füllen Sie einen Krug oder eine Flasche mit 500 ml warmem Wasser und 2 EL Apfelessig und spülen Sie Ihr Haar damit nach der normalen Haarwäsche aus. So spülen Sie etwaige Shampooreste aus, und Ihr Haar wird weicher und glänzender.

Reinigungsmittel für Dreadlocks

Füllen Sie eine Sprühflasche mit 1 Teil Apfelessig und 4 Teilen Wasser. Besprühen Sie die Dreadlocks großzügig. 10 Minuten einwirken lassen und anschließend gründlich ausspülen. So entfernen Sie Schuppen und Reste von Stylingprodukten.

Mundspülung

Die in Apfelessig enthaltenen Mineralstoffe wie Kalium, Natrium, Kupfer und Kalzium unterstützen die Mundhygiene. Außerdem wird Apfelessig seit jeher als natürliches Mittel gegen Mundgeruch verwendet. Dazu 1 TL Apfelessig in ein Glas warmes Wasser geben und gurgeln, danach ausspucken.

Vorbehandlung für lang haltenden Nagellack

Apfelessig mit einem Wattebausch auf die Fingernägel auftragen und trocknen lassen. Danach die Nägel mit Nagellack lackieren. Manche Menschen schwören auf diese Vorbehandlung, die den Nagellack länger haltbar machen soll.

Hilfe bei Rasurbrand

Dank seiner Peeling-Eigenschaften ist Apfelessig ideal als Abhilfe bei eingewachsenen Haaren. Geben Sie dazu eine kleine Menge Apfelessig auf einen Wattebausch und tragen Sie ihn auf die betroffene Stelle auf – der Essig hilft, abgestorbene Hautzellen zu entfernen.

Mitesserentferner

Reinigen Sie Ihr Gesicht zweimal täglich mit einer Natronpaste und trocknen Sie es danach gut ab. Dazu in einer kleinen Schüssel 1 EL Natron mit ca. 1 TL Wasser vermischen. Betroffene Hautstellen mit der Paste bestreichen, um Mitesser zu lösen und zu entfernen. Paste 10 bis 20 Minuten einwirken lassen und danach abspülen. Anschließend die natürliche Säureschicht der Haut wiederherstellen, indem Sie die Haut mit etwas Apfelessig betupfen.

Deodorant

Waschen Sie die Achselhöhlen mit Wasser und tragen Sie anschließend etwas puren Apfelessig auf. Oder verwenden Sie einen Apfelessig, in den Sie vorher zwei Wochen lang einige Rosmarinzweige, Minzblätter oder Lavendelblüten eingelegt hatten.

Fußbad

Waschen Sie sich die Füße und baden Sie sie im Anschluss 5 bis 10 Minuten in einer großen Schüssel mit warmem Wasser und 125 ml Apfelessig. Diese Spa-Behandlung hilft gegen Fußgeruch, Schrunden, Hornhaut und Pilzinfektionen.

Qualität

Nicht jeder auf dem Markt erhältliche Essig ist von guter Qualität. Lesen Sie vor dem Kauf von Essig für die Schönheitspflege die Hinweise auf Seite 19 oder, noch besser, stellen Sie Ihren Essig selbst her (Seite 25–26).

Apfelessig – wesentliche Zutat für Hautreiniger und Gesichtswasser

Apfelessig ist das ideale Mittel zur Aufrechterhaltung des normalen Säureschutzmantels der Haut (Seite 97), eventuell in Kombination mit anderen natürlichen Zutaten oder einfach nur mit Wasser vermischt. Tragen Sie Apfelessig nicht pur auf die Haut auf – er ist zu sauer.

Gesichtsreinigung mit Haferflocken

▶ 45 g Hafermehl
▶ Apfelessig

1. Haferflocken in eine kleine Schüssel geben und mit etwas Apfelessig vermischen.
2. Paste auf die Haut auftragen und mit warmem Wasser abspülen.

Stellen Sie eine entsprechend größere Menge her, wenn Sie den ganzen Körper reinigen möchten.

Innere Anwendung von Apfelessig

Wenn Sie mit Wasser verdünnten Apfelessig trinken oder Apfelessig in Ihren Speisen verwenden, kann das dazu beitragen, Ihre Leber zu entgiften und Ihre Durchblutung zu fördern. Eine bessere Durchblutung lässt die Haut glänzender und gesünder aussehen und kann auch gegen Cellulitis helfen. Mehr Informationen zur Verwendung von Apfelessig im Essen finden Sie auf Seite 27–40.

Vollbad mit Essigzusatz

Geben Sie 125 ml Apfelessig ins Badewasser und reiben Sie sich beim Baden mit einem mit diesem Badewasser befeuchteten Waschlappen ab.

Hautspülung

Waschen Sie sich zunächst unter der Dusche wie gewohnt. Lassen Sie anschließend ein Bad einlaufen, geben Sie 125 ml Apfelessig hinein und genießen Sie dieses Entspannungsbad. Alternativ können Sie Ihren Körper nach dem Duschen mit einer Mischung aus Wasser und Apfelessig abspülen, die Sie zuvor in eine Plastikflasche gefüllt haben.

Gesichtswasser

Wenn Sie zur Gesichtsreinigung eine Reinigungscreme oder -lotion verwenden, können Sie diese Anwendung durch ein selbst gemachtes Gesichtswasser ergänzen. Mischen Sie dazu 4 EL Apfelessig mit 250 ml kaltem Wasser. Bewahren Sie dieses Gesichtswasser in einer Glas- oder Plastikflasche mit Deckel auf und tragen Sie sie jeweils nach der Gesichtsreinigung mit einem weichen Baumwolltuch oder einem Wattepad auf.

Aromatisiertes Gesichtswasser

- ▸ 4 EL Apfelessig
- ▸ 250 ml kaltes Wasser
- ▸ ½ EL getrocknete Rosmarinblätter oder Lavendelblüten, alternativ 1 EL frische Blätter oder Blüten

1. Das Wasser und den Essig in einem kleinen Topf bei mäßiger Hitze erhitzen.
2. Die frischen oder getrockneten Blätter oder Blüten hineingeben und das Wasser zum Kochen bringen.
3. Hitze reduzieren und das Kräuterwasser 5 Minuten köcheln lassen. Abkühlen lassen und in die Flasche füllen.
4. Das Gesichtswasser mit einem weichen Baumwolltuch oder Baumwollwatte auf die Haut auftragen.

Apfelessig und Akne

Die antimykotischen und antibakteriellen Eigenschaften von Apfelessig machen ihn bei der Bekämpfung von Akne zu einem echten Helden. Verwenden Sie ihn, um überschüssiges Hautöl zu entfernen, Bakterien abzutöten, Mitesser zu entfernen und entzündete Hautstellen zu beruhigen.

Gesichtsmasken

Plündern Sie Ihren Kühlschrank und Ihre Küchenschränke für die Herstellung dieser natürlichen und pflegenden Gesichtsmaske – garantiert hautfreundlich und sanft zu ihrer Haut.

Aufhellende Gesichtsmaske

- ▶ 1 TL Apfelessig
- ▶ 1 TL Olivenöl
- ▶ 1 TL Honig

1. Zutaten in einer kleinen Schüssel gründlich vermischen.
2. Mischung behutsam mit den Fingerspitzen auf die Haut auftragen.
3. 15 Minuten einwirken lassen und entspannen, dann mit warmem Wasser abspülen.

Gesichtsmaske gegen große Poren

- ▸ 1 EL Apfelessig
- ▸ 2 EL Honig
- ▸ 2 EL Sauerrahm

1. Zutaten in einer kleinen Schüssel gründlich vermischen.
2. Mischung behutsam mit den Fingerspitzen auf die gereinigte Haut auftragen.
3. 15 Minuten einwirken lassen und entspannen, dann mit warmem Wasser abspülen.

Gesichtspeeling mit Natron

- ▸ 100 g Natron
- ▸ 1 EL Apfelessig
- ▸ 1 TL Zitronensaft

1. Zutaten in einer kleinen Schüssel zu einer Paste vermischen.
2. Paste mit den Fingerspitzen in kreisenden Bewegungen auf die trockene Haut auftragen.
3. Mindestens 10 Minuten einwirken lassen, dann mit warmem Wasser abspülen.

5

Natürliche Haushaltsprodukte

Mit Apfelessig gehen so manche Arbeiten im Haushalt leichter von der Hand, und man spart überdies auch noch Geld, das man sonst für Reinigungsprodukte ausgegeben hätte. Reinigungsmittel selbst herzustellen scheint auf den ersten Blick aufwendiger, als sie zu kaufen, aber zahlreiche Vorschläge in diesem Kapitel sind extrem schnell und einfach zu realisieren – und benötigen ganz gewöhnliche Zutaten, von denen die meisten sowieso im Vorratsschrank stehen.

Produkte selbst herzustellen macht Spaß und vielleicht sogar ein bisschen süchtig. So erobern Sie nicht nur die Kontrolle darüber zurück, was Sie in Ihrem eigenen Umfeld verwenden, Sie sparen auch noch eine Menge Geld. Natürlich haben wir alle viel zu tun, und deshalb scheint es einfacher, für jeden Bedarf ein Fertigprodukt zu kaufen. Doch überlegen Sie einmal, wie viele Vorteile es hätte, all diese Dinge im Laden lassen zu können.

Zahlreiche Vorteile

Selbst hergestellte Produkte mit Apfelessig haben zahlreiche Vorteile gegenüber industriell hergestellten Reinigungsmitteln.

Mehr Kontrolle

Industriell hergestellte Produkte enthalten oft einen Cocktail an aggressiven Chemikalien, die über die Haut und die Atmung in unseren Körper gelangen können. Wenn Sie Ihre Produkte selbst herstellen, haben Sie die Gewissheit, dass diese ausschließlich aus natürlichen, ungefährlichen Stoffen bestehen. Den Wirkungsgrad eines Produktes bestimmen Sie selbst, indem Sie es nach Bedarf verdünnen. Sie stellen ein Basisprodukt her, das Sie – entsprechend abgewandelt – für diverse Reinigungszwecke nutzen können.

Weniger Kosten

Die meisten in natürlichen Reinigungsmitteln verwendeten Bestandteile sind überall erhältlich und nicht teuer. Die gängigsten Bestandteile sind Zitronen, Essig und Natron.

Umweltfreundlich

Beim Verwenden natürlicher Produkte im Haushalt spricht man häufig auch von »Putzen ohne Chemie«. Selbst hergestellte Reinigungsmittel sind nicht nur erheblich umweltschonender als kommerzielle, sondern sparen auch eine Menge Plastikmüll. Denn nicht alle Verpackungen von Fertigprodukten sind recycelbar. Bei manchen Fertigprodukten kann zudem nicht ausgeschlossen werden, dass Bestandteile in Tierversuchen getestet wurden.

Ungefährlicher für Kinder und Haustiere

Wer weiß, dass die selbst hergestellten Reinigungsprodukte keine gefährlichen Stoffe enthalten, braucht sich in manchen Situationen weniger Sorgen zu machen – vor allem wenn Kinder und/oder Haustiere damit in Kontakt kommen. Gleiches gilt für Familienmitglieder mit Allergien. Denn bei hausgemachten, natürlichen Reinigungsmitteln ist es unwahrscheinlich, dass Asthmaanfälle oder Haut- bzw. Augenirritationen ausgelöst werden.

Angenehmere Wohnatmosphäre

Selbst gemachte Haushaltsprodukte, die auch ätherische Öle enthalten, haben eine positive Wirkung auf die Stimmung. Es ist, als würde man den Frühjahrsputz mit einer Aromatherapie für die ganze Familie kombinieren!

Hochwirksam und dabei völlig ungiftig

Essig zählt zu den wirksamsten natürlichen Reinigungsmitteln überhaupt und eignet sich für eine ganze Reihe von Arbeiten innerhalb und außerhalb des Hauses. Apfelessig ist nur leicht sauer, entkalkend und hat antibakterielle Eigenschaften. Im Haushalt wird meist weißer Essig verwendet, aber Apfelessig hat die gleiche Wirkung und einen angenehmeren Duft. Wie alle Essige hat auch Apfelessig antimikrobielle Eigenschaften und enthält keine versteckten schädlichen Stoffe. Somit ist Apfelessig ein großartiges ungiftiges Reinigungsmittel.

Testen

Testen Sie Apfelessig erst auf einer kleinen Fläche, bevor Sie ihn zur allgemeinen Reinigung verwenden.

Apfelessig als Lufterfrischer

Der Duft von Apfelessig mag nicht jedem auf Anhieb zusagen, er ist jedoch sehr wirksam, wenn es darum geht, unangenehme Gerüche zu beseitigen.

Geruchsneutralisierer

Verwenden Sie Apfelessig, um den Geruch von Rauch oder von Haustieren, Koch- oder andere unerwünschte Gerüche zu beseitigen.

- ► 1 TL Natron
- ► 1 TL Apfelessig

1. Eine Sprühflasche zur Hälfte mit Wasser füllen und Natron und Apfelessig hineingeben.
2. Flasche schütteln, um die Zutaten zu vermischen.
3. Sobald die Mischung nicht mehr schäumt, Flasche mit Wasser auffüllen und mit dem Sprühaufsatz verschließen.

Duftendes Raumspray

- ► 2 EL Apfelessig
- ► 50 g frischer oder 25 g getrockneter Lavendel, Thymian, Rosmarin oder Gewürznelken

1. 1 l Wasser zusammen mit Apfelessig und Kräutern in einen großen Topf geben und vermischen.
2. Bei mäßiger Hitze zum Kochen bringen.
3. Hitze reduzieren und 10 Minuten köcheln lassen. Vom Herd nehmen und vollständig abkühlen lassen.
4. Mischung absieben, in eine Sprühflasche gießen und nach Bedarf verwenden.

Arbeitsflächenreiniger

Einen Schuss Apfelessig in etwas Seifenwasser geben und Arbeitsflächen und andere glatte Oberflächen in der Küche abwischen, um Lebensmittel- und andere unerwünschte Gerüche loszuwerden.

Farbgeruchsneutralisierer

Stellen Sie eine Schale mit Apfelessig auf, um den unangenehmen Farbgeruch während und nach dem Streichen eines Zimmers zu reduzieren.

Apfelessig – der vielseitige Haushaltsreiniger

Dank seiner antibakteriellen und desodorierenden Eigenschaften ist Apfelessig der perfekte Haushaltsreiniger.

Händewäsche nach dem Kochen

Der Geruch von Zwiebeln, Knoblauch oder Fisch an den Händen lässt sich wie folgt beseitigen: Gießen Sie etwas Apfelessig in die hohle Hand, reiben Sie Ihre Hände und waschen Sie sie anschließend mit Seife.

Küchenreiniger

Geben Sie 250 ml Apfelessig in das Reinigungswasser, so wird Ihr Küchenboden wieder frisch und sauber.

Den Abfluss von Waschbecken halten Sie frei, indem Sie 100 g Natron in den Abfluss schütten und 125 ml heißen Apfelessig daraufgießen (dazu Apfelessig 1 Minute in der Mikrowelle erhitzen). Eine halbe Stunde einwirken lassen und großzügig mit sehr heißem, nicht kochendem Wasser nachspülen.

Geben Sie 125 ml Apfelessig ins Spülwasser, um Teller zu entfetten. So benötigen Sie weniger Spülmittel als sonst.

Spüllappendesinfektion

Legen Sie Wischlappen, Schwämme oder Spültücher in eine Mischung aus Apfelessig und Wasser zu gleichen Teilen. Zwei Stunden einwirken lassen und mit Wasser ausspülen.

Vermeiden Sie Schimmelbildung und Verfärbungen der Fliesenfugen, indem Sie diese zweimal wöchentlich mit einer Mischung aus Wasser und 2 EL Apfelessig einsprühen.

Hat der Duschvorhang Schimmelflecken? Legen Sie ihn zusammen mit einem großen Handtuch in die Waschmaschine. Vor dem Einschalten 100 g Natron zum Waschpulver ins Dosierfach geben. Bei niedriger Temperatur waschen. Während des Spülvorgangs 100 ml Apfelessig ins Weichspülerfach gießen.

Duftender Badreiniger

- 125 ml Apfelessig
- 3–4 Tropfen ätherisches Eukalyptus- oder Lavendelöl

1. Essig in eine Schüssel gießen, identische Menge Wasser dazugeben.
2. Ätherisches Öl hinzufügen und alles gut vermischen.

Verwenden Sie diese Mischung zur Beseitigung von Schimmel- und andere Flecken von Oberflächen im Badezimmer. Verwenden Sie bei hartnäckigen Flecken beispielsweise an Wasserhähnen etwas mehr Apfelessig und weniger Wasser.

Spülmaschinenreiniger

Reinigen Sie eine unangenehm riechende Spülmaschine oder das Dosierfach mit einer Bürste und etwas Seifenwasser. Geben Sie anschließend 250 ml Apfelessig in die leere Maschine und lassen Sie einen Spüldurchgang laufen.

Glasreiniger

Wischen Sie Fensterglas, Brillengläser und Spiegel mit einer Mischung aus 1 Teil Apfelessig und 3 Teilen Wasser. Anschließend mit Zeitungspapier oder einem leicht feuchten Tuch trocken reiben.

Kalkentferner

Weichen Sie Kalkablagerungen an Wasserhähnen über Nacht mit einem Stück mit Apfelessig getränktem Küchenpapier ein, dann lässt sich der Kalk am nächsten Morgen leichter entfernen.

Kalkablagerungen im Wasserbehälter des Bügeleisens lassen sich ebenfalls leicht entfernen: Behälter mit Apfelessig füllen, Eisen einschalten, Dampffunktion so lange betätigen, bis kein Dampf mehr herauskommt, und den Behälter anschließend mit Wasser ausspülen.

Politur

Holzmöbel bekommen wieder einen schönen Glanz, wenn Sie ein paar Tropfen Apfelessig in die handelsübliche Politur geben.

Bohnern Sie Holzmöbel mit Apfelessig und Paraffin zu gleichen Teilen.

Bringen Sie Kupfer und Messing wieder auf Hochglanz mit einer Paste aus Salz, Mehl und Apfelessig zu gleichen Teilen. Paste auftragen, 10 Minuten einwirken lassen und dann mit einem Poliertuch polieren.

Rostentferner

Legen Sie kleine Gegenstände aus Metall einige Stunden in Apfelessig, um Rost zu entfernen.

Fleckenentferner

Schuhe mit Salzflecken lassen sich mit einer Mischung aus 250 ml Wasser und 1 EL Apfelessig reinigen.

Flecken auf Töpfen und Schüsseln aus Edelstahl oder mit Kupferbeschichtung lassen sich mit einer Paste aus Salz und Apfelessig entfernen.

Tinten-, Gras-, Kaffee-, Tee-, Obst- und Beerenflecken in Stoff lassen sich entfernen, indem Sie den Stoff vor dem Waschen eine Stunde lang in Apfelessig legen.

Braune Flecken in einer Tee- oder Kaffeekanne lassen sich entfernen, indem Sie die Kanne mit Apfelessig und Wasser zu gleichen Teilen füllen. Eine halbe Stunde einwirken lassen und mit Wasser ausspülen.

Kleberentferner

Aufkleber oder Reste davon lassen sich mit einer Bürste und Apfelessig lösen.

Verwenden Sie Apfelessig, um Harz und Härtemittel von Zwei-Komponenten-Klebern oder auch noch nicht ganz getrockneten Kleber zu entfernen. (Sollten diese mit Ihrer Haut oder Ihren Augen in Berührung kommen, sofort großzügig mit Wasser reinigen.)

Behandeln Sie Kaugummiflecken auf Kleidern vor, indem Sie die Stellen vor dem Waschen mit Apfelessig einreiben.

Gerätereiniger

Wischen Sie digitale Geräte wie Smartphones, Tablets und PC-Tastaturen mit einem leicht feuchten Tuch mit etwas Apfelessig ab. So entfernen Sie Keime, und die Geräte sehen wieder aus wie neu.

Abflussreiniger

Geben Sie 200 g Natron in den Ablauf und gießen Sie 250 ml heißen Essig hinterher. Dann 30 Minuten warten und heißes Wasser in den Abfluss schütten. Notfalls mit einer Saugglocke nachhelfen.

Apfelessig für Garten und Auto

Apfelessig ist nicht nur eine unverzichtbare Hilfe im Haus, sondern leistet auch gute Dienste im Garten und für die Autopflege.

Flohmittel für den Hund

Flöhe im Fell Ihres Hundes vertreiben Sie, indem Sie 125 ml Apfelessig zum Wasser geben, mit dem Sie den Hund nach dem Shampoonieren abspülen.

Unkrautvernichter

Sprühen Sie das Unkraut mit Apfelessig ein, um es abzutöten.

Enteiser für Windschutzscheiben

Vermischen Sie 3 Teile Apfelessig mit 1 Teil Wasser und wischen Sie damit die Windschutzscheibe.

Apfelessig für Wäsche und Waschmaschine

Es lohnt sich, eine Flasche Apfelessig in der Nähe der Waschmaschine aufzubewahren. So können Sie vor dem Waschen hartnäckige Flecken, Gerüche und Kalkflecken einweichen.

Weichspüler

- 2 EL Apfelessig
- 2 EL Natron

1. 4 EL kaltes Wasser in eine kleine Schüssel geben.
2. Apfelessig und Natron hineingeben und vermischen.
3. Bei Handwäsche geben Sie die Mischung zum Wasser, das Sie am Ende der Handwäsche zum Ausspülen der Kleidung verwenden. Bei Maschinenwäsche geben Sie die Mischung ins Weichspülerfach. So wird Ihre Wäsche weich und antistatisch.

Fleckenentferner

Reiben Sie verschmutze Kragen und Manschetten mit einer Paste aus Apfelessig und Natron zu gleichen Teilen ein. Dann 30 Minuten einwirken lassen und normal waschen.

Schweißflecken in Kleidung lassen sich ganz oder teilweise entfernen, indem das Kleidungsstück vor dem Waschen einige Stunden in einer Mischung aus Wasser und 125 ml Apfelessig einweichen.

Farbschutz

Geben Sie 250 ml Apfelessig ins Dosierfach der Waschmaschine, um dafür zu sorgen, dass Kleidungsfarben nicht verblassen und Kleidung sich beim Waschen nicht verfärbt.

Strumpfhosenschutz

Strumpfhosen leben länger und sind weniger anfällig für Laufmaschen, wenn Sie 1 EL Apfelessig in das Wasser geben, mit dem Sie sie am Ende der Handwäsche ausspülen.

Waschmaschinenpfleger

Riecht Ihre Waschmaschine oder das Dosierfach nicht mehr ganz frisch oder ist das Dosierfach verkalkt, empfiehlt sich eine Reinigung mit Bürste und Seifenwasser. Geben Sie anschließend 250 ml Apfelessig ins Dosierfach der leeren Maschine und starten Sie die Maschine für einen Waschgang.

Register